Tagebuch eines Depressiven

Ich widme dieses Buch meinen Mitpatientinnen und Mitpatienten während meines Therapieaufenthalts. Ihr habt mich aufgenommen wie einen Bruder, getragen wie ein Kind, mir mehr gegeben, als ich euch je zu bitten gewagt hätte und dafür nichts von mir verlangt. Die Zeit mit euch zählt zu den glücklichsten in meinem Leben.

Inhalt

Die Fakten in diesem Buch sind wahr, die geschilderten Ereignisse tatsächlich so geschehen. Die beschriebenen Personen existieren wirklich, es wurden lediglich ihre Namen geändert und ihre Lebensläufe verfremdet, um ihre Identität zu schützen.

* * *

Der hier geschilderte Krankheits- und Heilungsverlauf erhebt keinen Anspruch auf allgemeine Gültigkeit. Er ist die Dokumentation der persönlichen und daher spezifischen Erfahrungen des Autors.

Teil 1

Mein Weg

ROLAND ZINGERLE

Prolog

Als meine Depression akut wurde, erzählte ich einer Bekannten davon, die als Psychotherapeutin arbeitet und die ich damals zufällig traf. Sie hörte mir aufmerksam zu, nickte verständnisvoll und gratulierte mir zu meinem Entschluss, eine Therapie zu machen, auch gab sie mir professionell den einen oder anderen Tipp.

Zwei Wochen später traf ich meine Bekannte zufällig wieder. An diesem Morgen war ich mit einem schlimmen Hexenschuss aufgewacht und konnte mein steifes Genick nur gemeinsam mit meinen Schultern bewegen. Sie erkannte meine Not schon von weitem, riss erschrocken Mund und Augen auf, lief auf mich zu und fragte, ob sie mir irgendwie helfen könne.

In diesem Moment begriff ich, wie gravierend das Problem mit dem Verständnis für Depressionen ist. Wenn nicht einmal eine Spezialistin emotional erfassen kann, wie unbedeutend ein Hexenschuss ist im Gegensatz zu einer Depression – wie soll es erst ein nicht betroffener Angehöriger verstehen, ein Freund oder Bekannter, ein Arbeitskollege, der Chef?

Nicht einmal meine Ehefrau versteht mich wirklich, obwohl sie sich alle Mühe gibt. Auch meine engen Freunde tun ihr Bestes, doch ich kenne sie gut genug, um zu merken, dass sie insgeheim davon überzeugt sind, ich würde übertreiben.

Tue ich aber nicht.

Die meisten Menschen in meinem weiteren Bekanntenkreis wollen sich mit dem Thema Depression gar nicht erst bekleckern. Die einen wechseln hastig das Thema, die anderen spielen das Problem herunter, nach dem Motto: „So schlimm wird es schon nicht sein."

Ich nehme es ihnen nicht übel. Sie alle haben ihr eigenes Bündel durchs Leben zu tragen und niemand hat das Recht, den Mitmenschen seine eigenen Probleme noch oben drauf zu packen. Ich halte es mit Eugen Roth:

> *Du magst der Welt oft lange trotzen,*
> *Dann spürst du doch: es ist zum ---.*
> *Doch auch wenn deine Seele bricht,*
> *Beschmutze deinen Nächsten nicht!*

Das gilt auch für meinen Umgang mit Nichtbetroffenen, die mir Ratschläge geben wie: „Eine Depression ist nichts anderes als ein chemisches Ungleichgewicht im Gehirn, das musst du mit ordentlichen Tabletten korrigieren. Jahrelanges Ausweinen beim Therapeuten hilft da gar nichts."

Ich weiß, sie wollen mir nur helfen, doch leider ahnen sie nicht, wie herabwürdigend solche Aussagen für einen depressiven Menschen sind. Ich habe mich wegen meiner Krankheit jahrelang neu kennenlernen und alles Mögliche und Unmögliche ausprobieren müssen, um einen langfristigen Weg aus meiner speziellen Situation zu finden.

Hätten Tabletten gegen meine Depression geholfen, wäre sie nie zum Problem geworden – ebenso wenig wie die Depressionen meiner Leidensgenossen.

Ratgebern mit solchen „Patentlösungen" versuche ich zu erklären, dass die Sache weitaus vielschichtiger ist, als es von außen erscheinen mag. Mehr kann ich nicht tun, denn über Krankheiten zu diskutieren hat keinen Sinn.

Stellen Sie sich vor, Sie müssten jemandem eine Grippe erklären, der selbst noch nie eine durchlitten hat. Außer den körperlichen Symptomen könnten Sie ihm nur vermitteln, wie Sie sich dabei gefühlt haben.

Genauso ist es mit Depressionen: Wer sie selbst nie erlebt hat, kann sie nicht begreifen.

Am Anfang steht die Angst

Ankunft im Therapiezentrum

Im Leben gibt es Wege, die muss man alleine gehen. So wie den Weg vom Auto, mit dem meine Frau mich hierher gebracht hat, bis zum Eingang des Therapiezentrums. Die Unsicherheit der vergangenen Monate sitzt mir in den Knochen und würde mich jemand fragen, wie ich mich fühle, fiele mir nur ein Wort ein: Traurig. Als die doppelten Schiebetüren sich hinter mir schließen, atme ich leise auf. Auch wenn ich nicht weiß, was auf mich zukommt, hat zumindest das unerträgliche Warten ein Ende.

Am Anmeldeschalter gebe ich die Überweisung meiner Hausärztin ab, die Dame tippt meine Daten in ihren Computer und informiert mich über die nächsten Schritte: Zuerst würde man mich untersuchen und mich dann auf meine Station bringen und mir alles Weitere erklären. Jetzt solle ich erst einmal warten, man werde mich abholen.

Ich stelle meinen Koffer in eine Ecke, wo er niemandem im Weg ist, setze mich in den Warteraum und starre vor mich hin.

Nun bin ich also im Therapiezentrum. Wie sehr habe ich diesen Moment herbeigesehnt und zugleich gefürchtet? Vier Wochen Aufenthalt – das würde eine lange Zeit werden. Gut, meine Familie könnte innerhalb einer knappen Stunde hier sein, aber was hilft das, wenn ich an den Wochenenden nur tagsüber hinaus darf und das nur für ein paar Stunden? Und meine künftigen Mitpatienten auf der Station: Die sind bestimmt nicht hier, weil sie geistig gesund sind. Was erwartet mich? Gefährliche Irre? Bin ich jetzt einer von ihnen?

Andererseits führt kein Weg vorbei an dieser Therapie – nicht, wenn ich mein Leben ernst nehme und geistig und seelisch gesund werden will.

Ich atme schwer durch. Seit ich vor anderthalb Wochen erfahren habe, dass heute meine Therapie hier beginnen wird, bin ich gefangen in einem ständigen Pendeln zwischen der Erleichterung, dass sich endlich Spezialisten um mein Problem kümmern würden, und der Angst vor dem Unbekannten. Der Angst, meine Komfortzone zu verlassen.

ICH BIN ÜBERARBEITET – NA UND?

Vor einigen Jahren gründete ich gemeinsam mit einem Schriftsteller-Kollegen die „Kärntner Schreibschule". Wir boten Kurse für angehende Schriftsteller an, organisierten Lesungen und Buchpräsentationen. Die Arbeit war schön und erfüllend und die

Zusammenarbeit mit meinem Partner unglaublich kreativ. Fast bei jedem Gespräch brüteten wir eine neue Idee aus.

Allerdings wurde es uns beiden irgendwann zu viel und wir zogen – am Ende unserer verfügbaren Zeit angelangt – die Notbremse. Viel zu spät eigentlich, denn die Projekte, die wir begonnen hatten, mussten trotzdem weiter betrieben werden und das brachte uns an die Grenzen unserer Leistungsfähigkeit.

Nach drei produktiven Jahren trennten sich unsere Wege. Die Kärntner Schreibschule führte ich alleine weiter und hatte nun zusätzlich die Aufgaben meines ehemaligen Partners zu erledigen. Vor allem in der Übergangszeit war das sehr anstrengend, denn ich musste seine Unterlagen Detail für Detail durchsehen und seine Art, die Dinge anzugehen, in meine umwandeln.

Zur selben Zeit kam es auch zu einer familiären Krise: Mein Vater kollabierte aus ungeklärter Ursache und musste wiederbelebt werden; fünf Wochen lang verbrachte er im Krankenhaus und sein Zustand schwankte ständig. Wann immer in dieser Zeit mein Handy läutete und die Nummer meiner Mutter anzeigte, beschleunigte sich mein Herzschlag: War dies nun der Anruf, bei dem sie mir mitteilen würde, dass mein Vater...?

Mit anderen Worten: Der Druck, der auf mir lastete, war mit den Jahren gestiegen und erhöhte sich in dieser Zeit um ein Vielfaches.

ERSTE SYMPTOME

Die ersten Symptome meiner Überlastung zeigten sich anderthalb Jahre vor dem Beginn der Therapie. Als Schriftsteller und Schreib-Dozent blieben mir Geschichten von selbst im Gedächtnis. Kehrte ein Kursteilnehmer nach einer einjährigen Pause zu mir zurück, konnte ich mich vielleicht nicht an seinen Namen erinnern – doch sobald er die Geschichte erwähnte, an der er arbeitete, fiel mir sofort ein, wer er war und wie weit er sein Schreibprojekt bei unserem letzten Treffen entwickelt hatte.

Diese nützliche Fähigkeit kam mir plötzlich abhanden. Die Geschichten meiner Kursteilnehmer verschwanden ebenso aus meinem Gedächtnis wie ihre Namen, und schlimmer noch: Ich vergaß sogar Textstellen, die ein Kursteilnehmer erst eine Woche zuvor verlesen hatte.

Anfangs waren diese Erinnerungslücken für mich weder erschreckend noch alarmierend. Ich war eben überarbeitet – na und? Ist das nicht jeder auf die eine oder andere Weise? Ich nahm mir vor, das Semester gut zu Ende zu bringen. Danach wollte ich einen vollen Monat lang abschalten, nicht arbeiten und mich auf meine wahre Leidenschaft konzentrieren: das Schreiben.

Die Schreibschule betrieb ich nämlich hauptsächlich des Geldes wegen, wodurch ich das Schreiben eigener Werke sträflich vernachlässigte. Dabei hatte ich mich doch selbständig gemacht, um meinen Traum von der Schriftstellerei zu verwirklichen. In die Rolle des Kurs-Organisators war ich bloß irgendwie hineingerutscht; meine Welt war verkehrt.

Eine Pause, die keine ist

Der Sommer kam und ich erholte mich ein wenig, auch wenn es mir nicht gelang, die Schreibschule völlig wegzuschalten. Ein ganzer Rattenschwanz von Projekten durfte nicht vernachlässigt werden, zudem musste ich Liegengebliebenes aufarbeiten.

Im Herbst, zu Beginn des neuen Semesters, schien alles wieder beim Alten zu sein. Ich arbeitete von früh bis spät, der Kursplan wollte erstellt werden, ich musste die Unterrichtsräume organisieren und die Werbung ankurbeln. Meine Gedächtnisstörungen waren zwar noch bemerkbar, hielten sich aber in Grenzen. Auf diese Weise, so sagte ich mir, würde ich auf Dauer arbeiten können. Hat nicht jeder die einen oder anderen Probleme? Ist ein bisschen Stress nicht normal? Ich wollte kein Weichei sein, man muss schon etwas aushalten, schließlich ist das Leben hart und schenkt keinem was.

Allerdings schlich sich ein neues Problem ein: Es fiel mir immer schwerer, mich gegen meine Mitmenschen abzugrenzen. Jedes Wort nahm ich mir zu Herzen und alles, was mir im Alltag an unangenehmen Dingen begegnete, traf mich mit voller

Wucht bis in meine Seele. Nach problematischen Telefonaten befiel mich regelmäßig ein Gefühl der Schwäche, so intensiv, dass ich mich kaum auf den Beinen halten konnte.

Auf diese Weise erfuhr ich schmerzhaft, was mit einem Menschen passiert, der sich nicht zur Wehr setzt: Er wird entweder bevormundet oder ausgenutzt – und oft beides zusammen.

Aus irgendeinem Grund glauben viele Leute, sie dürfen mit ihren Mitmenschen umspringen, wie sie wollen, bis diese sich wehren. Und wenn sie das nicht können, haben sie Pech gehabt.

Ich kam zu der bitteren Erkenntnis, dass Respekt nichts Bleibendes ist, man muss ihn sich laufend neu verdienen. Das gilt auch für den Respekt von Menschen, mit denen ich Tag für Tag zu tun hatte und von denen ich angenommen hatte, sie würden mich aufrichtig und bedingungslos respektieren. Diese Einsicht war für mich sehr erniedrigend; umso mehr, als ich nichts daran ändern konnte.

Eine Folge meiner Wehrlosigkeit war, dass mein Körper nachgab. Mein Rücken fühlte sich mit einem Mal seltsam weich an, ich konnte – selbst wenn ich mich bemühte – nicht mehr aufrecht stehen. Es war, als ließen sich meine Rückenmuskeln nicht mehr richtig spannen.

ALKOHOL ALS „MEDIZIN"

Solche Erscheinungen bekämpfte ich traditionell mit Alkohol. Traditionell deshalb, weil ich seit meiner Jugend täglich mehrere Biere trank und dazu oft ein paar Schnäpse. Das half gegen meine Schlafstörungen, unter denen ich seit anderthalb Jahrzehnten litt.

Bier regte auch meinen Appetit an, den ich nur selten spürte, zumal ich Essen ebenfalls seit geraumer Zeit nicht mehr als genussvoll empfand. In Stresssituationen neigte ich zu Übelkeit und verzichtete deswegen auf eine ganze Reihe von Lebensmitteln. Im Lauf der Jahre kam es so weit, dass ich gewisse Nahrungsmittel nicht mehr oder nur in geringen Mengen zu mir nehmen konnte. Tat ich es doch, wurde mir speiübel.

Von meinen Bekannten hörte ich oft, das sei doch gut, auf diese Art würde ich kein Gewicht zulegen. Das mag stimmen, aber wer so etwas sagt, ahnt nicht, wie sehr ein schmaler Speisezettel die Lebensqualität Tag für Tag einschränkt.

In jenem Herbst quälten mich diese Probleme besonders stark, aber das wunderte mich nicht in dieser Zeit des Umbruchs. Die Trennung von meinem Geschäftspartner mit Jahreswechsel war beschlossene Sache und danach würde alles besser werden. Ich war davon überzeugt: Sobald ich die Schreibschule erst einmal nach meinen Vorstellungen gestalten konnte, ohne Kompromisse, würden meine psychosomatischen Störungen verschwinden.

Der darauffolgende Jänner und der Februar gehörten zu den arbeitsreichsten Monaten meines Lebens. Außer Arbeit, ein paar abendlichen Bieren und Schnäpsen und wenigen Stunden Schlaf hatte nichts anderes Platz in meinem Tagesablauf. Um fit zu bleiben, schrieb ich mich in einer Boulderhalle ein. Zwar machte mir das Klettern großen Spaß, doch danach fühlte ich mich regelmäßig zerschlagen und ungeheuer zornig. Ich recherchierte und fand heraus, dass in Zeiten großer psychischer Anstrengung gerade Krafttraining das Gemüt zusätzlich belastet, während Ausdauersportarten wie Laufen und Radfahren besser für Ausgleich sorgen. Also ließ ich das Klettern sein und versuchte es mit Ausdauersport – was aber nach wenigen Versuchen im Sand verlief.

In dieser intensiven Arbeitsphase sank meine Stimmung in den Keller. Ich fühlte mich, als säße ich in einer hohlen Steinkugel, deren Stabilität mich zwar schützte, mich aber zugleich unbeweglich machte. Nur das Gefühl, durchhalten zu müssen, ließ mich weiter funktionieren – und der abendliche Alkohol, auf den ich mich den ganzen Tag über freute. Das Trinken entspannte mich, verbesserte meine Laune wenigstens für ein paar Stunden und verhalf mir zu einigen Stunden Schlaf. Immerhin betrank ich mich nie übermäßig, sodass mich morgens kein Kater von der Arbeit abhielt.

Durchhalten

Ich musste durchhalten. Bis zum Sommer hieß es in den sauren Apfel beißen, auch wenn die Knochen knirschten. Dann, so sagte ich mir immerzu vor, wären die Hürden geschafft und ich und die Kärntner Schreibschule würden auf Erfolgskurs segeln. Und ich würde mich endlich dem Schreiben meiner Bücher widmen.

Mir war bewusst, dass ich ein ungesundes Leben führte, doch ich fühlte mich wie ein heroischer Krieger, bereit zu jedem Opfer. Ich verglich mich mit meinen erfolgreichen Bekannten und den Prominenten im Fernsehen. Was schafften die nicht alles? Ich hatte zwei akademische Abschlüsse und jahrzehntelange Erfahrung in meinem Metier, war gesund, im besten Alter, hatte eine wundervolle Familie, war intelligent und fleißig – es gab überhaupt keinen Grund, warum ich es nicht schaffen sollte.

Ich sah es umgekehrt: Würde ich es nicht schaffen, wäre ich ein Versager und würde mich selbst so sehr verachten, dass ich mein Spiegelbild anspucken müsste.

So war meine Welt.
Ich machte weiter.

Kaum ein Tag verging, an dem ich nicht auf ein Problem stieß, das beim Versuch, es zu lösen, in mehrere untergeordnete Probleme zerfiel, die zuerst gelöst werden mussten, was natürlich Zeit erforderte.

Dabei stand ich oft vor scheinbar unbezwingbaren Hindernissen, die ich aber wenige Stunden später überwunden und bis zum Abend schon vergessen hatte. Ich strampelte in einem Hamsterrad, das bei jeder Umdrehung seine Farbe wechselte und mich glauben ließ, ich käme voran.

Als dann der Schlaf ausblieb und ich regelmäßig durch die nächtliche Wohnung wanderte, begann meine Frau, sich ernsthaft Sorgen zu machen. Sie redete so lange auf mich ein, bis ich ihrem Rat folgte und ein Projekt beendete, das mir besonders drückend auf der Seele lag. Diese Entscheidung kostete mich zwar mehrere tausend Euro und ich würde noch lange Zeit mit den Nacharbeiten zu tun haben, aber es befreite mich von einem so gewaltigen Druck, dass ich das Gefühl hatte, den Scheitelpunkt überschritten zu haben.

Ab jetzt würde alles besser werden.

Ganz bestimmt!

Unaufhaltsam bergab

Eines Morgens wachte ich auf, wälzte mich aus dem Bett und stellte fest, dass ich müde war, regelrecht erschöpft, obwohl ich für meine Verhältnisse lange geschlafen hatte. Diese Müdigkeit umfing mich von da an regelmäßig jeden Morgen. Irgendwann gestand ich mir ein, dass ich dringend Erholung brauchte, und zwar nicht erst im Sommer, sondern sofort. Wie aber sollte das gehen, bei der vielen Arbeit, die noch vor mir lag?

Ich machte mich auf in die Apotheke, schilderte meine „vorübergehende extreme Arbeitsbelastung" und erkundigte mich nach Vitaminen oder Mineralien, die mein Gehirn regenerieren und meine Leistungsfähigkeit erhalten konnten. Fünf Minuten später verließ ich die Apotheke mit einem Säckchen voll nicht-verschreibungspflichtiger Glücklichmacher im Wert von rund siebzig Euro. Angeblich wirkten diese Pillen wahre Wunder; die Frau Magistra, die sie mir empfohlen hatte, nahm sie selbst mit großem Erfolg ein, ebenfalls angeblich. Bei mir blieb der Erfolg weitgehend aus. Ein paar Tage lang hatte ich das Gefühl, dass ich mir gewisse Dinge wieder besser merken konnte, doch die alten Probleme kamen bald zurück.

In den folgenden Wochen ging es mit meiner Konzentrationsfähigkeit rapide bergab und mein Gedächtnis kollabierte buchstäblich. Da ich immer mehr vergaß, begann ich, jede Kleinigkeit zu notieren. Wenn mich jemand auf etwas ansprach, über das wir geredet hatten und das ich nicht mehr wusste, schob ich es auf mein schlechtes Gedächtnis und lächelte entschuldigend.

So ging es eine Weile weiter, bis mir ein Erlebnis einen Schock verpasste. Nachdem ich bei einem Ausflug ein paar Fotos mit meinem Handy aufgenommen hatte, sah ich mir diese an und fand erstaunt noch weitere, mir unbekannte Bilder, die ich – wie die Zeitstempel bewiesen – zwanzig Minuten davor aufgenommen hatte. Ich konnte mich weder an diese Aufnahmen erinnern, noch daran, sie fotografiert zu haben. Die betreffende Zeitspanne war aus meiner Erinnerung gelöscht, als hätte sie nie stattgefunden.

Es war schockierend und unheimlich: War ich womöglich noch für andere Handlungen verantwortlich, an die ich mich nicht erinnerte?

Es wird ernst

Meine Vergesslichkeit wurde schlimmer und schlimmer. Oft verlor ich mehrere Stunden am Stück; im Nachhinein erinnerte ich mich einfach nicht mehr, wie ich sie verbracht hatte. Jede dieser Gedächtnislücken ließ mich schaudern, jedenfalls dann, wenn sie mir bewusst wurden. Oft war es nämlich nur so, dass die Zeit aus meiner Sicht rasend schnell verging. Manchmal ertappte ich mich dabei, wie ich regungslos dasaß und apathisch an die Wand starrte. Wie viel Zeit ich auf diese Weise verbracht hatte, konnte ich nicht einschätzen, eine grauenhafte Unsicherheit!

Doch dann entdeckte ich auf meinem Computer Dateien und E-Mails, die ich offenbar in der verlorengegangenen Zeit bearbeitet oder verschickt hatte und die mir zeigten, dass ich bei vollem Bewusstsein gewesen war und vernünftig gehandelt hatte – ich wusste nur nichts mehr davon. Ein Teil meines Lebens fiel einfach durch den Rost und es gab nichts, was ich dagegen tun konnte.

Beim Unterrichten bekam ich immer öfter Kreislaufprobleme. Es begann damit, dass meine Wahrnehmung sich verengte, ich bekam einen Tunnelblick und hörte die Geräusche und Stimmen aus meiner Umgebung wie aus großer Ferne. Dann wurde mir schummrig und ich hatte das Gefühl, bewusstlos umfallen zu müssen, wenn ich mich nicht sofort setzte.

Nach außen hin ließ ich mir nichts anmerken. Ich war Profi genug, um den Kampf zu kaschieren, der in mir tobte. Ich redete mir selbst zu, ja, ich flehte mich an, durchzuhalten und gelobte regelmäßig, ich würde den darauffolgenden Tag zur Erholung nutzen, was ich auch einhielt.

Meine Seele lehnte sich also durch meinen Körper gegen meine Lebensweise auf, wehrte sich gegen die Arbeit. Ich rettete mich bis zum Ende des jeweiligen Unterrichts wie ein Ertrinkender ans Ufer und bald bekam ich Angst vor jedem Kurs.

Und dann war da noch meine Konzentrationsschwäche, die so weit führte, dass ich einmal auf der Autobahn, auf der ich jede Woche dieselbe Strecke zurücklegte, die falsche Auffahrt wählte und meinen Irrtum erst nach mehreren Kilometern bemerkte.

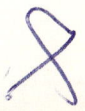

Nichts geht mehr

Mitte März wurde mir klar, dass es so nicht weiterging. Nicht, weil ich nicht mehr wollte, sondern weil ich auf diese Art meine Arbeit nicht mehr bewältigen konnte.

Es! Ging! Ganz! Einfach! Nicht! Mehr!

Ich konsultierte meine Hausärztin mit derselben Bitte, die ich schon in der Apotheke vorgetragen hatte. Nach wie vor ging es mir darum, die Zeit bis zum Sommer zu überbrücken, denn dann würde ich die Schreibschule drei Monate lang schließen und falls ich überhaupt arbeiten würde, dann nur an meinem nächsten Buch.

Doch Gott sei Dank sah die Ärztin weiter als ich. Im ersten Schritt wollte sie alle möglichen körperlichen Ursachen ausschließen. „Ansonsten", sagte sie, „können wir auch prüfen, ob es ein psychisches Problem gibt."

Da machte etwas in meinem Kopf „Klick" und ich begriff endlich, was los war.

Meine Hausärztin zog eine Psychologin zu Rate, die mir eine Überlastungsdepression attestierte. Mit diesem Befund wandte meine Ärztin sich an das Therapiezentrum. Beim Vorgespräch dort sagte ich, dass ich ab Juli bereit sei – nun hieß es warten.

Das Ende vom Anfang

Bis Juli musste ich überleben. Ich warf alle Pläne über Bord, beendete Projekte, die nicht dringend waren, und verringerte meine Arbeitsbelastung, so weit es nur irgendwie ging.

Dennoch, gewisse Tätigkeiten konnte ich nicht aufschieben. Die Monate bis zum Sommer schienen mir quälend lang und ich fühlte ich mich wie ein abgestürzter Bergsteiger, der versucht, die rettende, aber kilometerweit entfernte Berghütte zu erreichen – mit einem gebrochenen und einem verstauchten Bein.

Der Zustand meines Gedächtnisses wurde immer bedenklicher. Das Unterrichten wurde zu einem qualvollen Kraftakt, meine Konzentration reichte nicht einmal mehr für die zwei Stunden, die der jeweilige Kurs dauerte, ich klammerte mich regelrecht an meine schriftlichen Unterlagen.

Einmal rief mich ein Autor an, der am Vortag einen Coachingtermin bei mir wahrgenommen hatte – und ich konnte mich weder an seinen Namen erinnern noch an den Inhalt unseres Gesprächs.

Meine Kreativität war am Nullpunkt angelangt und meine Konzentrationsschwäche trieb immer seltsamere Blüten. Zum Beispiel verstand ich Filme nicht mehr. Ich konnte der Handlung nicht folgen, weil ich sie mir schlicht und ergreifend nicht merkte. Bei Filmen, die ich schon kannte, vergaß ich plötzlich, wie sie endeten.

Ich konnte auch keine Bücher mehr lesen. Zunächst schob ich es auf meine Müdigkeit, doch dann stellte ich fest, dass mir nicht nur die nötige Konzentration fehlte, ich konnte den Inhalt intellektuell nicht mehr erfassen. Sogar bei längeren Comic-Geschichten stieg ich aus.

Ich schätze, dass die Leistungsfähigkeit meines Gehirns schlussendlich um neunzig Prozent gesunken war, denn in dieser Phase meiner Krankheit brauchte ich zum Lösen vergleichbarer Probleme etwa zehnmal so lang wie vor der Depression.

Auch wurde ich extrem empfindlich für Geräusche. Wenn etwa der Rasen vor meinem Wohnhaus mit Motormäher, Fadenmäher und Gebläse gepflegt wurde, durchlebte ich eine wahre Hölle.

Ein weiteres neues Symptom war meine schwankende Gemütslage. Oft genügte ein nichtiger Grund – wenn ich mir eine Zehe anstieß oder mir etwas aus der Hand fiel –, um mich in einen explosionsartigen Wutausbruch zu stürzen. Gott sei Dank war ich in solchen Situationen meist allein in meiner Wohnung, doch ich möchte nicht wissen, was meine Nachbarn seither über mich denken.

Die Endstation meines geistigen und seelischen Verfalls war erreicht, als ich bei einem Gespräch erkannte, dass ich für mein Gegenüber keine Antworten hatte, weil ich mir – noch während er sprach – nicht merken konnte, was er sagte.

Es war ein Zusammenbruch, ohne dass ich äußerlich zusammengebrochen wäre und ohne dass Außenstehende es je vermutet hätten.

Nun, da ich endlich im Therapiezentrum angekommen bin, bin ich fertig – einfach nur fertig.

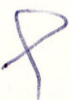

Ein zweites Zuhause

Getragen, wie ein Kind

Die Aufnahmeuntersuchung läuft routiniert und zügig. Eine freundliche junge Ärztin zapft mir Blut ab, führt ein EKG durch, inspiziert meine Augen und Ohren, schaut mir in die Nase und den Rachen und testet meine Reflexe. Dann stellt sie mir eine Menge Fragen und tippt meine Antworten in den Computer ein. Mir wird mulmig bei all den Leiden, nach denen sie mich fragt, weil mir bewusst wird, woran man alles erkranken kann. Gott sei Dank kann ich alle Fragen mit „Nein" beantworten und im Stillen danke ich meinem Schöpfer für die robuste Gesundheit, die mir trotz allem vergönnt ist.

Danach führt mich eine Krankenschwester in die Station für Psychosomatik. Meine Heimat für die nächsten vier Wochen ist ein Dreibettzimmer mit einem fantastischen Ausblick auf die Stadt, über der das Therapiezentrum liegt, und auf die Bergkette dahinter. Meine Zimmergenossen heißen Herbert und Paul, beide sind um die fünfzig und nehmen mich so herzlich auf, als sei ich ein alter Freund.

Das löst meine innere Anspannung. Wenn man als Neuling in eine bestehende Gemeinschaft kommt, fühlt man sich als Außenseiter und das Zimmer wird zum wichtigen Rückzugsort. Fühlt man sich hier nicht geborgen, führt das zu allgemeinem Unwohlsein. Hier ist das nicht der Fall, Herbert und Paul sind freundlich und sympathisch.

IRRITIERENDE HERZLICHKEIT

Auch meine anderen Mitpatienten sind in einem Maß zuvorkommend und hilfsbereit, dass ich fast misstrauisch werde. Jeder, der mir auf meinen ersten Wegen durch die Station begegnet, kommt auf mich zu und stellt sich vor, viele Hände strecken sich mir lächelnd zum Gruß entgegen.

Wann immer ich in der Vergangenheit ähnliche Situationen erlebt habe, wenn ich also neu zu einer bestehenden Gruppe hinzustieß, habe ich dieselben Erfahrungen gemacht: Ich wurde förmlich-höflich begrüßt und dann in Ruhe gelassen, während die Anwesenden ihre Alltagsroutine ohne Unterbrechung fortsetzten. In den Pausen oder beim Essen setzten sich die anderen in Grüppchen zusammen und trieben ihre vertrauten Scherze miteinander, während ich mir einen freien Platz suchte und schweigend zusah. Der erste Tag war immer der schlimmste und ich sehnte mich jedes Mal nach Hause. Natürlich lernte ich mit der Zeit die anderen und die anderen mich kennen, aber es dauerte Tage, bis ich ein Teil der Gruppe wurde.

Ich bin also darauf gefasst, mich auf der Station anfangs als Außenseiter zu fühlen.

Doch das ist nicht nötig. Hier werde ich von Beginn an akzeptiert, meine Mitpatienten kommen auf mich zu und suchen das Gespräch. Ich muss mir meinen Platz in der Gruppe nicht erst erarbeiten. Wie sich herausstellt, ist das auf dieser Station ganz selbstverständlich.

Auch die Krankenschwestern behandeln mich freundlich und liebenswürdig, ich fühle mich sofort gut aufgehoben und geborgen.

Wir sind ungefähr zwanzig Therapie-Patienten auf der Station. Der Großteil sind Frauen, ich zähle nur sechs Männer. Mir fällt auf, dass das Alter meiner Mitpatientinnen und Mitpatienten bunt durchmischt ist: Die Jüngste ist Anfang zwanzig, die Älteste um die siebzig. Depression scheint etwas zu sein, das einen in jedem Lebensabschnitt treffen kann.

EINWEISUNG IN DIE STATIONSROUTINE

Nachdem ich mein Gepäck verstaut habe, holt mich eine Krankenschwester ab und erklärt mir die Abläufe während meines Therapieaufenthalts. Das betrifft zum einen die Stationsroutine: Frühstück um 7 Uhr, danach Tablettenausgabe und Messung der Vitalwerte – Blutdruck, Gewicht und Körpertemperatur –, wobei jeden Tag etwas anderes drankommt. Täglich um 8.20 Uhr findet eine sogenannte „Morgenrunde" für alle statt, in der die Krankenschwestern, die gerade im Dienst sind, den Patienten wichtige Informationen für den bevorstehenden Tag mitteilen. Bei dieser Gelegenheit werden auch Probleme oder Wünsche erörtert, die alle betreffen. Danach beginnen die einzelnen Therapieeinheiten. Punkt 12 gibt es Mittagessen, um 17 Uhr Abendessen, jeweils gefolgt von weiteren Tablettenausgaben. Die Schlafmedikamente werden um 20 Uhr verteilt.

Die Krankenschwester weiht mich auch in den Ablauf meiner Therapie ein: Am Schwarzen Brett hängt ein Plan für die laufende Woche, auf dem alle Therapieeinheiten angeführt sind, die jeweils zwischen 8.30 und 17 Uhr abgehalten werden. An welchen ich teilnehmen muss, steht in meinem „Therapiepass", einem kleinen gelben Büchlein, das mir nun ausgehändigt wird.

Die Zeit zwischen meinen Therapiestunden darf ich für mich verwenden, muss aber auf dem Gelände bleiben. Verlassen darf ich das Areal erst nach dem Ende meines Therapietages, wobei ich mich bei der diensthabenden Krankenschwester ab- und bis spätestens 17 Uhr wieder zurückmelden muss. Längere Ausgänge sind nur am Wochenende erlaubt, samstags von 13 bis 17 Uhr und sonntags von 8.30 bis 17 Uhr. Dabei bin ich verpflichtet, mein Handy mit mir zu führen, ich muss immer erreichbar sein.

Zuletzt führt die Krankenschwester mit mir ein Aufnahmegespräch, wobei sie auf Notizen zurückgreift, die während meines Vorgesprächs angefertigt wurden. Dabei geht es nicht nur um meine Beschwerden, sondern auch um meinen beruflichen und familiären Hintergrund, meine Krankheitsgeschichte, meine Kindheit, die Beziehung zu meinen Eltern und vieles mehr. Die Aufzeichnungen, so bekomme ich erklärt, bilden die Grundlage für meine Behandlung. Ich lege mein gesamtes bisheriges Leben offen, denn irgendwo darin verstecken sich die Ursachen für meine Depression.

DIE ERSTE NACHT

Den Rest des Tages nütze ich, um mich mit meinem vorübergehenden neuen Zuhause vertraut zu machen. Das Therapiezentrum liegt am Waldrand und ist Teil eines größeren Komplexes, zu dem auch ein Altenheim und mehrere Häuser für Betreutes Wohnen gehören. Zur Anlage zählen außerdem ein Park mit hohen Bäumen und eine Wiese mit Aussicht auf die Stadt. Ich fühle mich wohl hier.

Beim Abendessen stellt Herbert mich den Mitpatientinnen an unserem Tisch vor und es fühlt sich an, als setzte ich mich zu einer Runde alter Bekannter.

Die erste Nacht wird zur Herausforderung. Paul leidet unter Schlafapnoe, deswegen hat er ein Sauerstoffgerät mit zwei Düsen, die er sich vor dem

Einschlafen in die Nase steckt. Das Gerät verursacht eine ganze Sinfonie von Zischlauten, die sich je nach Schlafphase – und damit Pauls wechselnder Atmung – ändern. Herbert wiederum beginnt gegen Mitternacht laut zu schnarchen, was nur kurz abflaut, wenn Paul aufschnarcht; es wirkt, als unterhielten sich die beiden in einer Schnarchsprache.

Gegen 1.30 Uhr flüchte ich hinaus zur Nachtschwester und frage, ob sie nicht irgendwo ein Feldbett hätte, auf dem ich provisorisch schlafen könne. Sie fasst es als Scherz auf, obwohl es mein Ernst ist, und gibt mir stattdessen Ohrenpfropfen aus Wachs.

Wenig begeistert kehre ich in unser Dreibettzimmer zurück. Vor langer Zeit habe ich einmal versucht, mit Ohrenpfropfen zu schlafen, was daran scheiterte, dass die Pfropfen zu weit aus den Ohren heraus ragten. Dadurch dämpften sie die Geräusche kaum und drückten mir noch dazu schmerzhaft in den Gehörgang, wenn ich in Seitenlage schlief.

Diesmal funktioniert es besser. Nach einigem Kneten wird die Wachsmischung weich, sodass die Pfropfen sich lückenlos in den äußeren Gehörgang einpassen und kaum hervorstehen. Sie dichten so gut ab, dass ich beinahe das Gefühl habe, taub zu sein.

Tatsächlich schlafe ich gleich darauf ein.

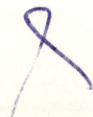

EINSTIEG IN DIE THERAPIE

Am nächsten Morgen geht es gleich nach der Morgenrunde los mit meiner Therapie. Zunächst empfängt mich mein behandelnder Arzt, ein Psychiater, zum Erstgespräch. Es ist im Grunde nur ein kurzes Kennenlernen, er kennt alle Daten zu meiner Vorgeschichte aus den gestrigen Aufzeichnungen der Krankenschwester. Alles Weitere, meint er, werde sich zeigen, es komme drauf an, wie ich auf die Therapie anspreche.

Die erste therapeutische Einheit, der ich zugeteilt bin, nennt sich „Ergotherapeutische Gruppe". Hier sind wir nur zu sechst. Wir liegen rücklings auf Bodenmatten, schließen die Augen und lassen uns von der Stimme der Leiterin führen. Es geht um Körperwahrnehmung, um das Erfühlen, in welcher Lage sich unsere Körperteile zum gegenwärtigen Zeitpunkt befinden.

Mit geschlossenen Augen stellen wir uns Fragen wie: An welchen Stellen berühren meine Beine den Boden? Wie weit sind meine großen Zehen voneinander entfernt? Wie groß ist der Abstand zwischen meiner Rückenwirbelsäule und der Unterlage?

Ich entspanne mich und finde die hypnotische Stimme der Leiterin sehr angenehm. Sie rät uns, diese Übung regelmäßig abends im Bett durchzuführen, mit etwas Training könne man so garantiert leichter einschlafen.

„GENUSSVOLL ESSEN"

An der nächsten Therapieeinheit nehmen alle Patienten der Station teil, sie nennt sich „Genussvoll essen". Die Ernährungsberaterin, die diese Einheit leitet, setzt leicht verständliche Richtlinien. Sie verrät uns, welche Nahrungsmittel in welchen Kombinationen langfristig die Gesundheit fördern und wie wichtig regelmäßige Essenszeiten sind.

In dieser Stunde geschieht etwas Eigenartiges mit mir. Obwohl ich diese Inhalte schon x-mal in meinem Leben gehört habe, schenke ich ihnen heute zum ersten Mal Glauben! Bisher habe ich solche Weisheiten mit einer abfälligen Handbewegung weggewischt, aus irgendwelchen Gründen sind sie mir stets weltfremd erschienen oder zumindest wenig alltagstauglich.

Doch heute wird mir klar, dass die Ernährungsberaterin ihren Vortrag hier nicht hält, weil ihr langweilig ist, sondern weil sie uns etwas Wichtiges mitzuteilen hat. Und was sie uns lehrt, ist nicht auf ihrem eigenen Mist gewachsen, sondern das Ergebnis unzähliger Studien, Untersuchungen und Aufzeichnungen, die seit Jahrzehnten weltweit durchgeführt werden. Nach menschlichem Ermessen erfahre ich also die Wahrheit – eine Wahrheit, die ich zum ersten Mal ernst nehme.

Ich verlasse die Therapieeinheit mit dem frohen Gefühl, für die Zukunft nun einen Leitfaden zu haben, um meine Ernährung und die meiner Familie gesund zu gestalten.

Vor dem Mittagessen folgt eine weitere Entspannungseinheit, an der diesmal alle teilnehmen. Das führt zu einigem Gedränge im Therapieraum, weil wir auch bei dieser Übung auf Matten am Boden liegen. Nur einige Mitpatientinnen mit Kreislaufproblemen sitzen auf Stühlen und legen die Beine auf einen zweiten Stuhl.

Die Übung trägt laut Therapieplan den Namen „Jacobson" und heißt in ihrer Langform, wie ich von einer Mitpatientin erfahre, „Progressive Muskelentspannung nach Jacobson". Ähnlich wie bei der Ergotherapie begleitet uns ein Psychologe mit seiner Stimme durch diese Stunde, wir halten die Augen geschlossen. Er weist uns an, einzelne Muskeln anzuspannen und gleich darauf zu entspannen. Wir sollen den Unterschied erspüren, wie sich der jeweilige Körperteil vor und nach der Anspannung anfühlt.

Zuerst ballen wir die rechte Faust und lassen sie wieder locker, dann drücken wir den rechten Unterarm gegen die Matte und lösen ihn wieder von ihr, danach das Gleiche mit links. Weiter geht es im Gesicht: Nacheinander werden die Augenbrauen hochgezogen und die Stirn gerunzelt, die Augenlider zusammengepresst und die Nase gerümpft, schließlich formen wir den Mund zu einer spitzen Schnute.

Jeweils danach entspannen wir uns und nehmen das Gefühl in der jeweiligen Muskelgruppe wahr.

So verfahren wir auch mit den Muskelgruppen der Schultern, des Bauches und des Beckens, bis wir bei den Beinen und Füßen anlangen.

Ich muss gestehen, dass sich bei mir nicht viel tut, stelle aber fest, dass einige im Raum während der Übung hörbar einschlafen. Vermutlich muss ich das Anspannen und Entspannen einige Male üben, ehe es wirkt.

ZAUBERWORT ENTSPANNUNG

In dieser Tonart geht es die nächsten Tage weiter. Meine Therapieeinheiten sind eine Mischung aus wenigen Fachvorträgen und vielen Übungen, die Pausen dazwischen helfen mir, das Erlebte zu verinnerlichen. Die Fachvorträge sind erfrischend kurz – sie dauern höchstens eine halbe Stunde – und informieren mich in einer Weise, dass ich die Inhalte auch im Leben nach der Therapie nutzen kann.

Genau darum geht es hier: Ich soll lernen, wie ich mein Leben auf Dauer selbstbestimmter, gesünder, stressfreier und mit mehr Qualität führen kann, sodass meine Depression ausheilt und ich obendrein sicherstelle, nicht gleich ins nächste tiefe Tal hineinzurutschen. Das gelingt mit gesunder Ernährung, einem geregelten Tagesablauf, regelmäßiger Bewegung und entspanntem Gemüt.

Deshalb dreht sich ein großer Teil der Therapie um Bewegung und Entspannung. Neben der Ergotherapie und der Jacobson'schen Muskelentspannung gibt es noch eine weitere Einheit mit dem schlichten Namen „Entspannungsgruppe". Hier führt uns ein Psychologe auf eine Gedankenreise, die wir ebenfalls alle gemeinsam im Liegen und mit geschlossenen Augen mitmachen. Er erzählt uns von einer sommerlichen Blumenwiese, auf der ein Baum steht, tief verwurzelt in der Erde. Seine Früchte sind Kristallkugeln, in denen kleine Nebel schweben. Der Baum ist unser Lebensbaum und in den Kugeln warten schöne Erinnerungen. Wenn wir eine Kugel antippen, verwandeln sich die Nebel in klare Bilder: Unsere Erinnerungen werden sichtbar.

Diese Übung ist unglaublich entspannend, was ich allein daran merke, dass ich das Ende der Geschichte nicht erfahre – ich schlafe nämlich mittendrin zweimal ein. Beim zweiten Mal weckt mich mein eigenes Schnarchen, es ist mir aber nicht peinlich, denn ich bin nicht der Einzige.

Neben den täglichen Spaziergängen besuche ich einmal wöchentlich jeweils eine Gymnastik- und eine Yoga-Einheit, die sich beide wunderbar auf meinen Körper und auch auf meine Seele auswirken. Auf die Seele deshalb, weil die durchzuführenden Übungen mir mitunter Schmerzen bereiten, was von einzelnen Teilnehmern humorvoll kommentiert wird. Es tut weh, aber es macht Spaß.

ZAUBERWORT ABGRENZUNG

Ein weiterer Schwerpunkt des Therapieangebots widmet sich der Abgrenzung. Sie ist ein großes Thema, denn die mangelnde Fähigkeit, eine klare Grenze zwischen der eigenen Persönlichkeit und der seiner Mitmenschen zu ziehen, ist eine Hauptursache für Depressionen.

Sich abzugrenzen kann man lernen, vor allem muss man es üben, üben und nochmals üben. Dabei gibt es zwei Stoßrichtungen: Erstens vermindert man negative Gedanken und zweitens lernt man, „Nein" zu sagen.

Negative Gedanken kann man mit unterschiedlichen Techniken eindämmen, am besten lässt man sie gar nicht erst aufkommen.

Wenn sich aber ein unguter Gedanke einschleicht, unterbreche ich ihn, indem ich im Stillen zu mir selbst „Stopp" sage. Doppelt so gut wirkt es, wenn ich mir dabei ein Stopp-Schild wie im Straßenverkehr vorstelle. Verfolgt mich der Gedanke hartnäckig, blase ich ihn auf, das heißt, ich übertreibe ihn in meiner Vorstellung so weit, dass er lächerlich wirkt. Oder ich überlege: Würde mein Gedanke Wirklichkeit, was wäre dann das Schlimmste, das mir passieren könnte? Oder ich unternehme eine innere Zeitreise, indem ich mir vorstelle, welche Bedeutung dieser Gedanke in zehn Jahren für mich haben wird – in den meisten Fällen nämlich gar keine.

Freilich hängen manche meiner negativen Gedanken direkt mit meinem Leben zusammen, ich muss sie also Ernst nehmen. Für diese Schwergewichte richte ich einmal am Tag eine sogenannte „Sorgenstunde" ein, eine fix geplante Zeitspanne, in der ich den Problemen, die mich belasten, meine volle Aufmerksamkeit widme und versuche, sie zu lösen. Die Sorgenstunde darf nicht länger als dreißig Minuten dauern, denn ich soll die problematischen Gedanken zwar in den Griff kriegen, aber nicht überbewerten.

ZAUBERWORT NEIN

Eine andere Übung, das "Nein sagen üben", ist viel dynamischer, denn dazu braucht man ein lebendes Gegenüber, es herrscht sozusagen immer der Ernstfall. Ich erkenne recht schnell, wie der Hase läuft und wie der Mechanismus funktioniert, mit dem mich meine Mitmenschen bisher überfahren haben.

Am Anfang hat es mir viel geholfen, mir folgende Sichtweise bewusst zu machen: „Nein" sagen bedeutet, Respekt vor mir selbst zu haben. Ich schaffe mir damit einen freien Bereich, der mir gehört. Ich darf „Nein" sagen, ohne zu befürchten, dass ich jemanden beleidige – wobei der Ton die Musik macht.

Denn zu Konflikten kommt es meist dann, wenn man sich beim „Nein" sagen vor lauter schlechtem Gewissen windet, wortreich entschuldigt, gekränkt gibt oder angriffslustig gebärdet.

Aber ein freundliches und direktes „Nein" ist nie verkehrt. Manchmal werden Begründungen notwendig sein, um das gute Verhältnis zu den Mitmenschen zu bewahren, aber niemals – das habe ich durch die Therapie erkannt – muss ich ein „Nein" rechtfertigen. Wenn ich etwas nicht will, genügt das als Begründung.

Ein einmal ausgesprochenes „Nein" sollte auf jeden Fall eindeutig und endgültig sein. Denn wenn ich mich danach doch noch zu einem „Ja" überreden lasse, brauche ich mich nicht zu wundern, wenn bald niemand mehr mein „Nein" akzeptiert.

Das bedingt aber, dass mir in bestimmten Situationen im Vorhinein klar sein muss, ob ich tatsächlich „Nein" sagen möchte. Oft ist es nämlich so, dass ich Fragen nur deshalb nicht spontan bejahe, weil ich mich auf die Schnelle nicht vernünftig entscheiden kann und mich nicht überfahren lassen will. In dem Fall ist es ein guter Tipp, die Antwort offen zu lassen. Denn: Entpuppt sich eine überraschend daherkommende Bitte bei näherer Betrachtung als gute Gelegenheit, wäre es schade, wenn ich sie mir durch vorschnelle Ablehnung verbauen würde.

Wenn ich etwa sage: „Ich werde es mir überlegen", bleiben alle Türen offen.

Mir selbst treu bleiben

Ein „Nein" wirkt am besten, wenn ich es an den Satzanfang stelle, deutlich ausspreche, mit einem Kopfschütteln unterstreiche und meinem Gegenüber dabei gerade in die Augen sehe. Das stellt den Gesprächspartner vor vollendete Tatsachen und jede weitere Diskussion erübrigt sich.

Leider ist die Sache damit selten erledigt. Mein Gegenüber wird vielleicht versuchen, mich umzustimmen und dabei verschiedene Strategien anwenden, je nachdem, was für ein Mensch er – oder sie – ist.

Manche werden versuchen, Schuldgefühle bei mir auszulösen, andere haben vielleicht Mittel in der Hand, mich mehr oder weniger sanft zu erpressen oder in anderer Form Druck auf mich auszuüben. Wieder andere versuchen es auf die Mitleidstour, schmeicheln mir oder wollen mich überrumpeln, je nachdem, was bei mir in der Vergangenheit am besten gewirkt hat.

Aber darauf kann ich gefasst sein. Tatsache ist, dass mir jede dieser Situationen Gelegenheit gibt, Strategien zu entwickeln und zu erproben, was für mich am besten funktioniert.

Natürlich gibt es auch Menschen, die ein „Nein" nicht hinnehmen wollen – das ist aber deren Problem. Es ist doch so: Wenn eine Bitte an mich herangetragen wird, darf ich sie ausschlagen, sonst ist es nämlich keine Bitte, sondern ein Befehl. Und wenn jemand deswegen beleidigt ist, dann war es keine Bitte, sondern Erpressung nach dem Motto: „Entweder du tust, was ich möchte, oder ich bin von dir enttäuscht."

Deshalb ist es so wichtig, vom eigenen „Nein" überzeugt zu sein. Nur wenn für mich unverrückbar klar ist, dass ich etwas nicht will, dann werde ich dabei bleiben, egal was kommt. Mein Gegenüber wird sich im Lauf der Zeit daran gewöhnen oder, wenn es das nicht kann, aus meinem Gesichtskreis verschwinden. Beides ist gut für mich.

Die Therapie greift

Es geschehen Wunder

Es gibt etliche spezielle Therapieeinheiten, an denen nicht alle Patienten teilnehmen. So werden der „Angstgruppe" nur Patienten mit Panikattacken zugeteilt, der „Wirbelsäulen-Gymnastik" solche mit Rückenbeschwerden, die „Schmerzgruppe" ist auf jene mit psychisch bedingten Schmerzen ausgerichtet, das „Gehirnjogging" auf Patienten mit Konzentrationsstörungen – dann gibt es noch „Musiktherapie", „Ergotherapeutisches Werken", „Kunsttherapie", eine „Frauengruppe", eine „Männergruppe" und Ähnliches.

Eine dieser Therapieeinheiten, der auch ich zugeteilt bin, nennt sich „Abhängigengruppe". Am Beginn der ersten Einheit trägt uns eine Psychologin die Merkmale vor, anhand derer sich feststellen lässt, ob man gefährdet ist, von einem Suchtmittel abhängig zu werden – oder bereits als süchtig gilt.

Auch diese Informationen habe ich schon oft gehört, und auch diesmal nehme ich sie mir zum ersten Mal zu Herzen. Und ich schlucke schwer, denn ich muss mir eingestehen, dass ich den Kriterien zufolge, die die Psychologin auf das Flipchart schreibt, alkoholkrank bin.

Noch schockierender sind für mich die Geschichten der anderen Gruppenteilnehmer.

EIN WOLF IM SCHAFSPELZ: ALKOHOL

Peter sagt von sich, er sei Alkoholiker, obwohl er seit über einem Jahr trocken ist. Er erzählt, dass er sich sein Problem viele Jahre lang nicht eingestanden hat, weil er ja „nur Bier" trank und nichts Härteres. Dass es zwischen zwanzig und vierzig Flaschen Bier pro Tag waren, erschütterte seine Sorglosigkeit nicht, mit anderen Worten: Er log sich selbst an.

Sein Trink-Alltag begann morgens mit zwei Flaschen Bier, die er im Auto während der Fahrt zur Arbeit leerte, damit seine Frau es nicht bemerkte. In der Mittagspause trank er noch drei Flaschen und nach der Arbeit kaufte er sich im Supermarkt einen Sechserträger und konsumierte daraus auf dem Weg ins Gasthaus, wieder im Auto, drei weitere Flaschen. Damit glaubte er seine Bekannten im Gasthaus täuschen zu können, zumal er hier „nur" zwei Biere trank, ehe er nach Hause fuhr. Auch dort erfand er allerlei Tricks, um sein Problem vor seiner Frau zu verbergen.

In Wahrheit täuschte er damit vor allem sich selbst, denn abgesehen von der Sorge, dass seine Freunde und Bekannten ihn als Alkoholiker abstempeln würden, falls seine Trinkgewohnheiten ans Licht kämen, erkannte er sein Problem nicht. Immerhin lief sein Leben in geordneten Bahnen: Seine tägliche Arbeit litt nicht unter seinem Bierkonsum, und nachdem er von morgens bis abends einen gewissen Alkoholspiegel in seinem Blut aufrechterhielt, fühlte er sich immer gut.

Dabei war Peters Verhalten längst Beweis genug für seine Sucht. Er erzählt uns, dass er immer zwei Bierkisten zugleich kaufte. Eine davon versteckte er im Keller seines Hauses und die andere, die seine Frau sehen durfte, platzierte er in der Abstellkammer. War eine Kiste leer getrunken, tauschte er sie heimlich gegen die andere aus, sodass er unbemerkt die doppelte Menge trinken konnte.

Außerdem nahm er für die Bier-Einkäufe oft Fahrten in benachbarte Dörfer in Kauf, damit die Angestellten in seinem Stamm-Supermarkt nicht darauf aufmerksam wurden, wie viel Bier er wirklich konsumierte.

Die Situation eskalierte, als Peters Frau im Keller die versteckte Kiste fand und ihn zur Rede stellte. Da ergab eines das andere, Peter gestand ihr alles und schämte sich so sehr, dass er sofort mit dem Trinken aufhörte.

Das war der erste Schritt auf seinem Weg in ein neues Leben, der jedoch äußerst steinig werden sollte. Denn schneller als er gedacht hatte, trank er wieder sein Tagespensum, hörte wieder auf, fing wieder an, und so ging es weiter.

Das Problem war, dass Peter glaubte, es alleine schaffen zu können; dass die Beherrschung seiner Sucht nur eine Frage des Willens sei.

Diesem Irrglauben, erklärt uns die Psychologin in der Abhängigengruppe, erliegen viele Alkoholkranke. Solange jemand glaubt, er habe seine Sucht im Griff, hält sie in Wahrheit ihn in den Klauen.

Erst als Peter professionelle Hilfe in Anspruch nahm, schaffte er nach einem achtwöchigen stationären Entzug den Absprung. Heute ist er vorsichtig optimistisch: Jeden Tag ohne Alkohol betrachte er als kleinen Sieg, wisse aber, dass der Kampf niemals aufhören werde, so lange er lebe. Und dass er nie ganz überzeugt sei, dass er nicht schon morgen wieder zur Flasche greifen werde. Falls er jemals behaupten würde, den Absprung zu einhundert Prozent geschafft zu haben, versichert uns Peter, sei es eine Lüge.

─── FRÜH ÜBT SICH, WER EIN TRINKER WERDEN WILL ───

Noch extremer nimmt sich Viktors Geschichte aus. Er begann schon mit zwölf Jahren zu trinken und lebte viele Jahre als Obdachloser. Er berichtet, dass die Beschaffung von Alkohol lange Zeit das bestimmende Thema in seinem Leben war. Geld, das er erbettelte, setzte er bis auf den letzten Groschen in

Alkohol um, und wenn er nichts anderes mehr hatte und der „Saufdruck" zu groß wurde, trank er auch Spiritus und Terpentin.

Viktor hörte erst auf zu trinken, als die einzige Alternative der Tod war, denn seine Leber war kaputt. Er kämpfte sich durch einen medizinisch betreuten kalten Entzug, der für ihn sehr traumatisch gewesen sein muss. Denn heute, sagt Viktor, würde er sich lieber zu Tode saufen, als so etwas noch einmal mitzumachen: Tagelang schob man ihn im Rollstuhl umher, weil er so zitterte, dass er sich nicht auf den Beinen halten konnte.

Seither leidet er unter Panikattacken, scheut Menschenansammlungen und muss jedes Jahr eine Therapie machen, um sich überhaupt in der Öffentlichkeit bewegen zu können.

Der Alkohol fügte aber nicht nur Viktors Leber und seinen Nerven schweren Schaden zu, er führte zu weiteren Problemen. Viktor wurde nämlich von den Medikamenten abhängig, die man ihm zur Unterstützung seines Entzugs verabreichte. Als die Alkoholsucht kuriert war, musste man ihn von den Tabletten entwöhnen.

GESCHICHTEN MIT WIEDERERKENNUNGSWERT

Diese und ähnliche Geschichten jagen mir eine Heidenangst ein. Vor allem, weil ich die Parallelen erkenne zu meinem eigenen Verhalten vor dem

Therapieantritt. Auch ich habe Sätze gesagt wie: „Ich bin kein Alkoholiker, ich trinke ja nur Bier", „Ich habe kein Alkoholproblem, denn ich habe über Jahre hinweg die Dosis nie erhöht" und „Solange das Trinken meine tägliche Arbeit nicht beeinträchtigt, mache ich mir keine Sorgen". Auch ich kenne den Widerspruch, mein Alkoholproblem vor mir selbst zu verleugnen und zugleich Strategien zu entwickeln, um meine wahre Trinkmenge zu verbergen. Auch ich habe geglaubt, ich hätte mich im Griff, während ich an jedem noch so kleinen Versuch, weniger zu trinken, scheiterte. All das erlebte ich jahrelang und dennoch reichte es nicht aus, um sämtliche Alarmglocken in mir zum Schrillen zu bringen. Das ist es wohl, was man Selbstbetrug nennt.

Jeder Arzt und jede Krankenschwester, mit denen ich hier im Therapiezentrum über meine Trinkgewohnheiten spreche, reagieren in gleicher Weise darauf: Sie schauen mich seltsam an und fragen mich, ob ich nun, während der Abstinenz des Therapieaufenthalts, den unbändigen Wunsch nach alkoholhaltigen Getränken verspürte. Wenn ich es verneine, reagieren sie erleichtert: „Da haben Sie noch einmal Glück gehabt."

Tatsächlich trinken viele Menschen regelmäßig Alkohol, teilweise über Jahrzehnte hinweg, ohne in die Falle zu gehen. Doch dann, irgendwann, tritt ein unerwartetes Ereignis ein, wie der Tod eines nahen Verwandten, eine Scheidung, eine Pleite, ein Unfall,

eine schwere Krankheit oder sonst ein Schicksals-
schlag – und dann gerät die Trinkerei außer Kon-
trolle.

Alkohol führt im Gehirn zur Ausschüttung von
Glückshormonen in zehnmal höherer Dosis als jene,
die das Gehirn auf natürlichem Weg zustande bringt.
Man fühlt sich gut, wenn man trinkt, und das Gehirn gewöhnt sich daran. Das macht den Alkohol so
brandgefährlich, denn egal, wie lange ich abstinent
war, gleich beim ersten Schluck erinnert sich mein
Gehirn an alles und setzt die gewohnten Abläufe in
Gang.

Wer einmal ein Problem mit dem Alkohol hat,
dem bleibt es ein Leben lang.

Die erste Woche

Schon am dritten Tag fühlen sich die meisten Abläufe hier für mich an wie Routine. An ähnliche Situationen habe ich mich nie so rasch gewöhnt. Der
wesentliche Grund dafür ist die Gruppe, also alle Patienten der Psychosomatik-Station. Ich fühle mich
im Kreis meiner Leidensgenossen wie ein Fisch im
Wasser. Alle sind zuvorkommend, freundlich und
hilfsbereit. Auch für Humor sind sie jederzeit zu haben.

Die Gruppendynamik ist für mich ebenso uner-
wartet wie erstaunlich – aber leicht erklärt: Wir alle
sitzen im selben Boot, jeder weiß, dass es auch den

anderen schlecht geht und dass wir alle Hilfe brauchen. Wir wissen es sogar noch besser als jeder andere Mensch, inklusive der Ärzte und der Krankenschwestern, die selbst nie an psychischen Krankheiten gelitten haben.

Neben der Therapie und der Fürsorge des Pflegepersonals ist Verständnis das Wichtigste für Menschen in unserer Situation. Als wir noch im Arbeitsprozess steckten, erhielten wir dieses Verständnis nicht, größtenteils auch nicht von unseren Familien. Inmitten dieser Gruppe von Betroffenen aber nehmen wir Rücksicht aufeinander und brauchen nichts zu erklären.

Ich fühle mich hier aufgenommen wie ein Bruder und getragen wie ein Baby. Dieses wunderschöne Gefühl der Geborgenheit habe ich in dieser Reinheit zuletzt wohl als kleines Kind erlebt, im Schoß meiner Familie. Hier im Therapiezentrum reden wir viel darüber, die anderen empfinden es genauso.

GEBORGEN IN DER GRUPPE

Während der ersten Tage hat mich eine Begebenheit besonders berührt. Beim Abendessen bricht eine meiner Mitpatientinnen, Karin, scheinbar grundlos in Tränen aus und flüchtet weinend aus dem Raum. Sofort springen vier andere Patientinnen auf und folgen ihr auf den Gang. Später sehe ich draußen Karin auf einem Sessel sitzen, umringt von den vier

Mitpatientinnen. Sie halten ihre Hand, streicheln ihre Schulter und reden ihr zu. Soviel ich mitbekomme, hat Karins Anfall mit ihrer privaten Situation zu tun, die sie als aussichtslos empfindet. Gleich darauf kommt eine Krankenschwester hinzu, lässt sich kurz erklären, worum es geht, wendet sich an Karin und zählt ihr in völlig nüchternem Ton auf, wie viel Gutes es in ihrem Leben gibt: ihre körperliche Gesundheit, ihr relativ junges Alter, ihr großer Erfahrungsschatz, ihre Schaffenskraft und vieles andere. Beides wirkt rasch, die liebevolle Anteilnahme und die nüchterne Darstellung der Fakten. Karin beruhigt sich innerhalb weniger Minuten.

Diese Szene scheint mir wie aus einem Film, der in einer Nervenheilanstalt spielt: Der leidende Mensch wird etwas lächerlich und übertrieben sensibel dargestellt, und ebenso übertrieben wirkt die Fürsorge der Mitpatienten.

Der Unterschied ist, dass hier alles echt ist – das Leiden, die Fürsorge und das Verständnis. Und nichts davon wirkt lächerlich, nicht im Geringsten!

Wenn der Therapietag zu Ende geht, verfolgt jeder Patient eigene Interessen. Einige der Damen haben sich zu einer Häkelrunde zusammengefunden und arbeiten jeden Abend mehrere Stunden lang an farbenprächtigen und formschönen Kleidungsstücken, auch der Tratsch kommt dabei nicht zu kurz; einfach herrlich.

Herbert, ich und Hans aus dem Nebenzimmer spielen beinahe jeden Abend Tischtennis im großen Therapieraum. Das Spiel bekommt eine ganz eigene, komische Dynamik: Da wir alle drei Probleme mit unserer Konzentration und Merkfähigkeit haben, entstehen immer wieder Diskussionen über den aktuellen Punktestand und Meinungsverschiedenheiten zur Frage, wer gerade am Aufschlag ist. Wir lachen jedes Mal herzlich über diese kuriosen Situationen, dann spielen wir weiter, bis zum nächsten Problem.

Oft setzt die Konzentration plötzlich aus und führt zu saublöden Fehlern, etwa wenn der Ball gemütlich über den Schläger hinwegspringt, weil die Hand diesen zu spät hebt. Spaßeshalber verwenden wir unsere psychischen Defizite auch als Ausrede für ganz gewöhnliche Fehler. Es hört nie auf, lustig zu sein.

WUNDER ÜBER WUNDER

Ich staune, wie rasch, selbstverständlich und unkompliziert sich einige meiner langjährigen Gewohnheiten von Grund auf ändern, nur weil ich mich hier in einem Umfeld befinde, in dem gewisse Dinge anders gehandhabt werden und sich alle Beteiligten danach richten.

Ein gutes Beispiel ist das regelmäßige Essen. In den Wochen vor der Therapie stand ich zwischen 8 und 9 Uhr auf und frühstückte gemütlich, weshalb ich dann kein Mittagessen brauchte. Wenn ich am Nachmittag Hunger bekam, beruhigte ich meinen Magen mit einer Kleinigkeit. Die Hauptmahlzeit nahm ich am Abend zu mir, nicht vor 18 Uhr, meistens später.

Im Therapiezentrum wird zu fixen Uhrzeiten gegessen. Vor allem das Mittagessen nimmt mein Körper in den ersten Tagen etwas mürrisch zur Kenntnis. Ich wundere mich aber, wie viel ich zu Mittag esse, denn als ich noch früh aufstand, viel arbeitete und daher ein Mittagessen brauchte, fiel dieses sehr klein aus, um der Müdigkeit am Nachmittag vorzubeugen. Auch das frühe Abendessen um 17 Uhr tut mir gut, ich bleibe satt bis zum Schlafengehen und spüre kein Völlegefühl.

Wie durch ein Wunder esse ich hier außerdem so gut wie alles, selbst Butter und andere Milchprodukte, die ich seit langem meide. Ich stelle erstaunt fest, dass ich diese Lebensmittel – wenn auch in geringen Mengen – fast ohne Probleme vertrage.

Ob mein Unwohlsein nach dem Essen, unter dem ich seit mehr als zehn Jahren leide, vielleicht nur in meiner nervösen Angst begründet liegt, dass mir schlecht werden könnte?

SORGLOSER SCHLAF

Auch mein guter, tiefer Schlaf ist so ein Phänomen. Zu Hause wäre ich niemals schon um 22 Uhr zu Bett gegangen, und wenn, wäre ich spätestens um 1 Uhr aufgewacht und stundenlang wach gelegen. Ich frage mich, ob der geschützte Rahmen und die Entfernung vom Alltag es möglich machen, dass ich hier so regelmäßig und durchgängig schlafe wie schon seit sechzehn Jahren nicht mehr. Ich stelle den Wecker auf 6 Uhr, erwache aber manchmal schon um 5.30 Uhr und fühle mich ausgeschlafen.

Ich habe dadurch mehr Lebenskraft und erlebe die Tage mit einer neuen Qualität. Den gesunden Schlaf empfinde ich – ebenso wie das regelmäßige Essen und mein Hochgefühl den ganzen Tag – als gesunden und eigentlich natürlichen Zustand.

Apropos Hochgefühl: Seit ich im Therapiezentrum bin, entdecke ich an mir eine befreite, natürliche Fröhlichkeit. So kenne ich mich gar nicht, doch es fühlt sich so an, als sei dies mein wahres Wesen. Seit dem ersten Tag pfeife ich vor mich hin, und zwar laut und viel. Dabei kommen mir Melodien in den Sinn, die ich seit Jahrzehnten nicht mehr gehört, geschweige denn an sie gedacht habe. Sie strömen einfach aus mir heraus. Das hebt nicht nur meine Stimmung, sondern auch die meiner Mitpatienten. Wenn es einem von uns gut geht, geht es uns allen gut.

Dieses allgemeine Wohlbefinden ist wie ein Rausch, mit dem Unterschied, dass der Kater ausbleibt.

Noch vor zwei Wochen konnte ich mir nicht vorstellen, wie ich ohne Alkohol einschlafen sollte. Jetzt weiß ich, dass die Natur alles von alleine regelt, wenn man sie lässt.

Ich hoffe, dass diese unbeschwerte Stimmung nicht tatsächlich eine Art Rausch ist, der zwar nicht durch Alkohol, aber durch die Therapiesituation ausgelöst wird. Wird es mir gelingen, diesen Zustand auch nach der Therapie im Alltag zu erhalten? Wenn ja, steht mir ein glückliches und erfülltes Leben bevor.

Ich im Mittelpunkt

Doch ist es ein Wunder? In meinem Alltag daheim gibt es kaum einen Zeitpunkt, zu dem sich alles ausschließlich nur um mich dreht. Hier aber geht es den ganzen Tag um nichts anderes: Ich, der schlafen kann. Ich, der essen kann. Ich, der sich entspannt. Ich, dessen Probleme behandelt werden.

Jede Therapieeinheit rückt das „Ich" der Teilnehmer in den Vordergrund: „Achte darauf, was gut für dich ist und was nicht und lebe danach", erklärt man uns, „denn nur, wenn du dich selbst spürst, so wie du bist, kannst du auf Dauer leben und rutscht nicht wieder in die Depression ab. Nur so kannst du deinen Platz in der Gesellschaft finden, und ihn mit deinem ganzen Wesen ausfüllen."

Die Kernaussage ist: „So, wie du bist, ist es in Ordnung". Es mag klingen wie eine Binsenweisheit – doch ich habe es bisher noch nie so gesagt bekommen.

Stattdessen hat man mir immer das Gegenteil gepredigt: In meiner Erziehung, in meiner Ausbildung, an meinen Arbeitsplätzen – immer ging es darum, wie ich mich verhalten soll, damit die anderen Menschen zufrieden mit mir sind, meine Eltern, meine Lehrer, meine Chefs.

Im Grunde habe ich von klein auf die Botschaft erhalten, dass ich so, wie ich bin, nicht in Ordnung bin. Warum sonst musste ich mein Verhalten laufend ändern?

Ich hoffe inständig, dass mir auch dieses Selbstbewusstsein, dieses „Mich-annehmen-wie-ich-bin", nach der Therapie erhalten bleibt und nicht in den Kompromissen untergeht, die jeder von uns täglich eingehen muss. Ich finde es bedenklich, dass diese rundum gute und befreite Grundstimmung, die ich hier erleben darf, sich wie ein Urlaub von meinem eigenen Leben anfühlt, denn: Was sagt das über mein Leben aus?

Geschichten, die demütig machen

Es geht immer noch schlimmer

Die stabile Hochstimmung im Therapiealltag hat also viel mit unserer harmonischen Gruppe zu tun, aber auch damit, dass ich von der ersten Sekunde an im Therapiezentrum „angekommen" bin: Ich meine damit, dass ich mein Problem nicht nur akzeptiert habe, sondern innerlich dazu bereit war, die nötigen Schritte zu gehen, um es zu lösen.

Einigen meiner Mitpatienten geht es da anders.

Susi etwa, die mit ihrer familiären Situation überlastet ist. Nachdem sie drei Kindern das Leben geschenkt hatte, erlitt sie eine dramatische Fehlgeburt, die sie fast das Leben gekostet hätte. Seither leidet sie unter einem Kaiserschnitt-Trauma, das im Lauf der Zeit immer schlimmer geworden ist. Außerdem beruht ihre Ehe auf gegenseitigem Unverständnis und dreht sich unausweichlich im Kreis. Der Alltag der vergangenen Jahre tat sein Übriges, um Susis Beziehung zu ihrem Mann auszuhöhlen.

Bei einem Informationsvortrag werden Susi und ich der gleichen Arbeitsgruppe zugeteilt. Wir sollen erarbeiten, wann in unserem Alltag wir Zeit für uns selbst einplanen können, zum Beispiel für Sport und Entspannungsübungen.

Susi wirkt frustriert und meint ungehalten, Zeit für sich selbst konnte sie noch nie einplanen: Morgens sei das Frühstück zu richten, dann müsse sie die Kinder in die Schule bringen, dann arbeiten gehen, am Abend wieder Essen kochen und danach noch im Stall die Tiere versorgen. Dann falle sie müde ins Bett, um am nächsten Morgen einigermaßen ausgeruht zu sein.

Ich schlage ihr Änderungen vor, um Zeit für sich selbst zu gewinnen, etwa, das Essen für mehrere Tage vorzukochen oder die Kinderpflichten und die Stallarbeit mit ihrem Mann besser abzustimmen. Diese Ideen schlägt sie mit einer verächtlichen Handbewegung in den Wind.

Das war gestern. Susi ist seit einer Woche hier, doch erst heute ist sie „angekommen". Denn heute ist ihr die Ursache ihres Problems bewusst geworden: Sie zieht eine emotionale Mauer hoch, wann immer ihr etwas zu nahe kommt; auch ihren Ehemann stößt sie auf diese Weise ständig von sich weg. Damit erschafft sie für sich eine Komfortzone, in der sie sich sicher fühlt und die ihr vertraut ist. Zu dieser Komfortzone gehört auch ihr starrer Tagesablauf, deshalb verteidigt sie ihn so vehement.

Ein einziger Satz der behandelnden Psychologin hat heute dazu geführt, dass Susi ihr Dilemma erkannt hat. Dieser Aha-Moment war für sie ein Schock – und es dauerte einige Tränen lang, bis sie ihn überwunden hatte. Dann griff sie zum Telefon und rief ihren Ehemann an, um sich bei ihm zu entschuldigen. Die Heilung kann beginnen.

Das Schicksal ist gnadenlos

Der Therapiealltag bietet mir viele Möglichkeiten, mich mit den anderen auszutauschen. So erfahre ich viel über meine Leidensgenossen und weshalb sie hier sind, außerdem erkenne ich, wie sehr ihnen verständnisvolles Zuhören hilft. Und ich bin fasziniert von den Strategien, mit denen sie ihr Leben meistern. Diese Menschen sind anders gestrickt als ich und gehen mit ihren Problemen anders um. Damit ermöglichen sie mir einen völlig neuen Blickwinkel, der mir vielleicht helfen kann.

Bei einigen Geschichten, die ich zu hören kriege, möchte ich auf die Knie fallen und meinem Schöpfer dafür danken, dass ich „nur" mit meinen Problemen geschlagen bin.

Anne ist Anfang vierzig und ein rundum herzlicher und liebenswürdiger Mensch. Mit Ende zwanzig heiratete sie ihre große Liebe und der Traum vom Glück schien wahr zu werden. Ihr Mann war Maurer, sie arbeitete als Verkäuferin in einer Bäckerei.

Mit beiden Gehältern ging sich die Rate für einen Kredit aus, mit dem sie sich ein Haus bauten. Fünf Jahre später kamen kurz nacheinander zwei Kinder zur Welt – dann änderte sich alles mit einem Schlag.

Annes Ehemann lernte eine andere Frau kennen und brannte mit ihr durch. Anne blieb zurück mit zwei kleinen Kindern und den Schulden für ein Haus. Ihre Eltern zeigten kein Verständnis, im Gegenteil, sie erniedrigten ihre Tochter mit Vorwürfen: Warum sei sie so blöd gewesen, auf so einen Hallodri hereinzufallen?

Anne war finanziell nicht in der Lage, den Kredit alleine zu stemmen, weshalb die Bank ihr Haus versteigerte, und, da das nicht genügte, auch noch ihr Gehalt pfänden ließ. Von aller Welt verlassen, suchte sie Trost im Alkohol – was dazu führte, dass das Jugendamt ihr die Kinder wegnahm. Um sie wiederzubekommen, unterwarf Anne sich erfolgreich einem Entzug. Nun waren zwar die Alkoholprobleme wieder weg, die Sorgen aber noch da. Diese kompensierte sie mit zuckerhaltiger Nahrung, welche in Verbindung mit ihrer körperlichen Veranlagung ihre Figur binnen eines Jahres auseinandergehen ließ wie einen Krapfen. Der rasche Aufbau von so viel Übergewicht war zu viel für ihr Herz und führte zu einem schweren Infarkt, gefolgt von einer Bypass-Operation.

Das war vor rund anderthalb Jahren, seither wird Anne von einem Krankenhaus ins nächste weitergereicht. Ein Nervenzusammenbruch brachte sie in

die Psychiatrie, dort stellte man ihre Medikamentie-
rung ein und nun ist sie hier.

Ich habe Hochachtung vor Anne. Nach dieser lan-
gen Verkettung schwerer Schicksalsschläge wirkt sie
trotz allem stark und blickt gefasst in die Zukunft.
Sie freut sich darauf, in ein paar Wochen endlich
wieder einmal nach Hause zu kommen.

WARUM BAUERN DEPRESSIV WERDEN

Von Anfang an fällt mir auf, dass sich unter den
Patienten relativ viele Landwirte befinden. Das wun-
dert mich: Werden Bodenständigkeit und die Arbeit
mit Pflanzen und Tieren nicht landläufig mit Gesundheit gleichgesetzt? Warum diese Ansicht nicht
ohne Weiteres auf die geistige Gesundheit zutrifft,
erfahre ich nach ein paar Gesprächen.

Walter ist der jüngere von zwei Bauernsöhnen.
Als sein Bruder eine Familie gründete und den Hof
übernahm, blieb er bei ihm und half mit der Land-
wirtschaft. Für Walter war das nichts anderes als die
Fortführung seines gewohnten Alltags und er wollte
nur so lange bleiben, bis er selbst heiraten und seinen Lebensunterhalt anderweitig verdienen würde.

Dass es anders kam, lässt sich in Walters Fall nicht
sagen, denn es blieb alles gleich. Zuerst jahrelang,
dann jahrzehntelang. Umso älter Walter wurde, desto schwerer fiel ihm die Vorstellung, sein Leben von
Grund auf umzukrempeln.

„Wenn man sich einmal an das Alleinsein gewöhnt hat", sagt er zu mir, „dann braucht man keine Partnerin mehr."

Eines änderte sich aber doch, und zwar das Verhältnis zu seinem Bruder. Dessen Frau passte es nicht, dass Walter bei Hof-Angelegenheiten gleichberechtigt mitredete, so, wie er es immer getan hatte. Er war ihr deshalb von Anfang an ein Dorn im Auge gewesen und mit der Zeit überzeugte sie ihren Ehemann, dass Walter ihm seinen Rang als Hoferbe streitig machen wollte.

Das Klima vergiftete sich zusehends und Walter reagierte mit psychosomatischen Störungen. Aus dem Nichts überfielen ihn Rückenschmerzen, so schlimm, dass er sich kaum rühren konnte und es ihm schwerfiel, morgens aufzustehen. Sein Arzt bescheinigte ihm jedoch beste Gesundheit und empfahl ihm Massagen. Diese halfen Walter aber nicht, das Problem quälte ihn im Gegenteil immer stärker.

Durch einen Bekannten fand er schließlich den Weg zu einer Psychologin, die ihm zu regelmäßiger Entspannung riet. Doch in Walters Alltag war vieles möglich, nur keine Entspannung. Zwar wandte er einige Techniken an, die ihm die Psychologin vorgeschlagen hatte, doch er war desillusioniert, führte die Übungen nur halbherzig durch und deshalb änderte sich nichts.

Zu den Rückenschmerzen gesellte sich bald Schlaflosigkeit und machte ihm das Leben zur Hölle. Jeden

Tag versuchte er nur noch, irgendwie über die Runden zu kommen. Seit seiner Jugend hatte er begeistert Fußball gespielt, es war sein einziger Ausgleich zum Alltag gewesen. Auch damit war es wegen der Rückenschmerzen und der Müdigkeit nun vorbei – und das verschlimmerte seine Lage zusätzlich.

Dann der Zusammenbruch: Eines Tages konnte Walter einfach nicht mehr aufstehen.

Die Rettung brachte ihn ins Krankenhaus, wo man ihn gründlich untersuchte, aber auch diesmal keine körperlichen Ursachen fand. Dann endlich wurde ein Psychiater hinzugezogen, und der konnte das Rätsel rasch lösen.

PROBLEMHERD FAMILIE

Die Probleme aller Landwirte unter meinen Mitpatienten wurzeln in der Familie, genauer gesagt, in der Familie des Ehepartners, des Bruders oder der Schwester. Diese Art des Zusammenlebens erzeugt auf Dauer hohen psychischen Druck.

Justine zum Beispiel heiratete in den elterlichen Hof ihres Mannes ein und musste fortan mit ihrer Schwiegermutter auskommen. Das erwies sich als ein Ding der Unmöglichkeit, denn obwohl Justines Mann den Hof übernommen hatte, fühlte seine Mutter sich nach wie vor als Hausherrin und ließ keine Gelegenheit aus, Justine dies spüren zu lassen. Immer wieder kam es zum Streit mit ihrem Mann: Justine verlangte von ihm, klare Verhältnisse zu schaffen, doch er war zu schwach dazu.

Entweder spielte er das Problem herunter oder raunzte nur, er wolle mit diesem „Weiberkram" nichts zu tun haben. Kein Wunder, denn seine Mutter behandelte ihren Sohn, den Hofherrn, fortwährend wie einen Prinzen; er fühlte sich wohl.

Justines erste Störungen meldeten sich nach einigen Jahren in Form von Panikattacken. Während der Arbeit bekam sie plötzlich Angstzustände, die sie buchstäblich erstarren ließen. Auch lag sie nächtelang wach, wie gebannt von einer Angst, die sie keiner Ursache zuordnen konnte. Ihr Hausarzt meinte, sie sei überarbeitet und riet ihr zu einem Urlaub, doch auch dieser verbesserte ihre Verfassung nicht.

Schließlich stellte Justine ihren Mann vor die Wahl: Entweder solle er seiner Mutter gegenüber klarstellen, dass Justine nun die Bäuerin am Hof war, oder sie würde ausziehen. Justines Ehemann reagierte wie immer und tat nichts. Sie zog die Konsequenzen, übersiedelte in eine eigene Wohnung und suchte sich eine Arbeitsstelle. Die Beziehung mit ihrem Mann führte sie an den Wochenenden fort. Diese „Wochenendehe" blieb wegen der problematischen Umstände kinderlos, das Verhältnis zur Schwiegermutter vereiste.

So ging es viele Jahre, bis die Schwiegermutter zu alt und gebrechlich wurde, um am Hof zu arbeiten. Justine hatte mit der Vergangenheit abgeschlossen.

Sie zog wieder zu ihrem Mann und pflegte sogar ihre Schwiegermutter; das Zusammenleben funktionierte nun fast reibungslos.

Doch Justines eigentliche Probleme begannen erst. Nachdem sie mehrere Monate lang in familiärer Harmonie gelebt hatte, spürte sie plötzlich einen unerklärlichen Druck auf der Brust, der nicht vergehen wollte. Sie befürchtete eine Krebserkrankung, doch die Ärzte gaben Entwarnung. Zu dem Druck auf der Brust gesellten sich bald Konzentrations-, dann Schlafstörungen und schließlich Panikattacken.

Diese Beschwerden mündeten in einen Nervenzusammenbruch, der sie in die Psychiatrie brachte. Jetzt ist Justine hier im Therapiezentrum, um sich auf ihr Leben daheim vorzubereiten.

VORBEI IST NICHT VORBEI

Von dem Phänomen, dass die Depression erst ausbricht, wenn das Schlimmste überstanden ist, höre ich in mehreren Lebensgeschichten, vor allem von meinen weiblichen Mitpatienten.

Wie es scheint, flüchten Männer mit psychischen Problemen vielfach in den Alkohol oder in abwehrende Aggression, bis sie innerlich vereinsamen und nach außen hin verstocken, während Frauen ihre Belastungen eher so lange unterdrücken, bis es sozusagen die Zeit erlaubt, sich um die Folgewirkungen zu kümmern.

Eine meiner Leidensgenossinnen stammt aus Kroatien. Sie ist mit ihrem Mann vor dem Krieg nach Österreich geflohen, hat sich hier, in einem Land, dessen Sprache sie nicht kannte, ein neues Leben aufgebaut, zwei Kinder großgezogen – und jetzt, wo diese glücklich aus dem Haus sind und sie mit ihrem Mann erstmals zur Ruhe hätte kommen können, wurde sie depressiv und ist in meiner Therapiegruppe gelandet.

Einer anderen Mitpatientin erging es ähnlich. Wenn sie in ihre Vergangenheit blickte, konnte sie keine Ursache für eine seelische Belastung erkennen. Erst im Laufe der Therapie begriff sie, dass sie immer nur für andere Menschen gelebt hatte. Ihre eigenen Wünsche stellte sie so lange zurück, bis dieser Zustand für sie zur Normalität wurde.

Sich selbst nicht wichtig genug zu nehmen, das höre ich aus jeder Geschichte auf die eine oder andere Weise heraus, rächt sich immer – je später, desto heftiger.

DIE GEMEINSAMKEIT IN DER VIELFALT

Nach den Gesprächen mit meinen Mitpatienten frage ich mich, ob es so etwas wie eine Risikogruppe gibt, die besonders anfällig ist für Depressionen. Die Menschen, die ich hier treffe, wir zufällig zusammengewürfelten Depressiven, könnten nämlich gar nicht verschiedener sein. Wir sind Handwerker und

Bauern, Staatsdiener und Selbständige, Frauen und Männer, jung und alt.

Doch eines haben wir gemeinsam, nämlich einen grundlegend sensiblen Wesenszug, der uns von klein auf dazu gebracht hat, Kompromisse mit unserem sozialen Umfeld einzugehen. Wir haben uns mehr gefallen lassen als andere. Nicht, weil wir schwächer gewesen wären, sondern weil wir besorgt waren um die Harmonie in unserer menschlichen Umgebung. Wir glaubten, wenn wir unsere eigenen Wünsche zurückstellten, würden unsere Familien, unsere Freundeskreise, unsere Nachbarschaft und unser Arbeitsklima besser funktionieren. Das war für uns normal und wir dachten, jeder mache es so.

Doch es brannte unsere Seelen aus. Unsere Mitmenschen waren unser bescheidenes Beiseitetreten so sehr gewöhnt, dass sie es sogar einforderten, wenn wir es einmal nicht taten. Der Kreis schloss sich. Und es wurde eng.

Viele Betroffene beklagen ihr Schicksal oder verdammen die Gnadenlosigkeit ihrer Mitmenschen – ich sehe es etwas abgeklärter. Für mich ist offensichtlich, dass die Evolution im großen Maßstab arbeitet. Sie verteilt die Gene in allen denkbaren Variationen auf möglichst viele Einzelwesen. Damit ist sichergestellt, dass immer ein paar von ihnen überleben, egal, wie widrig die Umstände sind. Allerdings fallen diejenigen durch den Rost, die weniger gut an die jeweiligen Lebensbedingungen angepasst sind.

Dieses Prinzip gilt nicht nur fürs nackte Überleben, sondern auch für die Lebensqualität in unserer Gesellschaft. Gegenwärtig orientiert sich alles am größtmöglichen finanziellen Profit; alles, was geschieht, dient letztlich diesem Ziel. Wäre es nicht so, wären die Mächtigsten und Reichsten dieser Erde nicht so skrupel- und gewissenlos, in der Politik ginge es nicht nur um die Verteilung von Macht und Geld, und die Medien wären keine Kampfarena für zwischenmenschliche Widerlichkeiten. Mit Ausnahmen, selbstverständlich.

Um in dieser Welt eine halbwegs passable Figur zu machen, braucht man gewisse Eigenschaften, und diese fehlen manchen Menschen. Und gelingt es diesen nicht, sich den Umständen anzugleichen, kann es passieren, dass sie in die Depression abrutschen.

Du kannst Glück haben, oder nicht

Was meinen Zusammenbruch betrifft, hat sich die Flurbereinigung ohne große Dramen vollzogen. Menschen, die mir nicht gut taten, sind fast automatisch aus meinem Gesichtskreis verschwunden. Jene, die mir gut tun, bringen Verständnis für meine Lage auf oder lassen mich wenigstens sein, wie ich bin. Auch nehme ich plötzlich Bekanntschaften wichtig, die ich vorher kaum wahrgenommen habe und sogar ein paar neue Menschen traten in mein Leben und halfen mir auf meinem Weg.

Bei manchen meiner Leidensgenossen im Therapiezentrum lief es nicht so reibungslos ab, ihre Geschichten klingen daher anders.

Wie Anne zum Beispiel erzählt, brach ihr Arbeitgeber beleidigt den Kontakt zu ihr ab, als sie ihm ihre Krankschreibung präsentierte. Jahrelang hatte sie quasi im Alleingang den Verkaufsbereich seiner Bäckerei betreut, unbezahlte Überstunden geleistet und sich sogar in die Arbeit geschleppt, wenn sie krank war, weil sie sich ihm verpflichtet fühlte. Sie war seine einzige Stütze, zumindest vermittelte er ihr diesen Eindruck.

Erst als Annes Arbeitgeber mit ihr brach, und das nicht einmal persönlich, sondern mit einer SMS, erkannte sie, dass er sie die ganze Zeit über gezielt ausgenutzt hatte und was für ein Mensch er in Wirklichkeit war.

Der Weg nach unten

Bei den Unterhaltungen mit meinen Mitpatienten erkenne ich ein Bündel von Gemeinsamkeiten, die in fast jeder Geschichte vorkommen. Das gilt auch für den Weg in die Depression.

Alle stießen in ihrem Umfeld auf Unverständnis. Denn körperlich waren sie ja gesund, von außen war keine Krankheit zu erkennen und so wurde pauschal geurteilt: „Was willst du? Du schaust doch gut aus", „Nimm dich nicht so wichtig. Schau einmal, wie es anderen geht", und so weiter. Im Grunde wurden sie im Anfangsstadium als Weicheier betrachtet, als hysterisch, als Simulanten, vorübergehend übermüdet oder ausgepowert.

Wurde ihr Zustand dann als Depression und somit als Krankheit diagnostiziert, war das zumeist wie ein Stigma: Nichtbetroffene hielten sie plötzlich für geisteskrank, abnormal, nicht vollständig ernst zu nehmend. Mit einem Mal wunderte sich keiner, dass sie ihre Leistung schon länger nicht erbracht hatten. Wie auch? Sie waren ja nicht ganz richtig im Kopf.

Bis auf wenige Ausnahmen waren alle meine Mitpatienten auf die eine oder andere Weise zusammengebrochen, ehe sie fachmännisch betreut wurden und schließlich hierher ins Therapiezentrum kamen, so wie ich.

Warum? Weil wir uns selbst so behandelten, wie es die Gesellschaft tat: Zuerst ignorierten wir die Anzeichen unserer depressiven Erkrankung. Dann, als diese stärker wurden, redeten wir die Symptome klein: „Das ist nur vorübergehend", „Wenn der Stress nachlässt, wird es besser" und „Im Urlaub werde ich mich entspannen, danach arbeite ich mit Vollgas weiter". Als es noch schlimmer wurde, wurden wir autoaggressiv: „Sei nicht so ein Weichei", sagten wir zu uns selbst, „Das wirst du doch aushalten" und „Die anderen schaffen es ja auch".

Darauf folgten massive körperliche Beeinträchtigungen und der unausweichliche Gang zum Arzt.

Das bedeutete langwierige medizinische Untersuchungen, die meist ins Nichts führten, zumal fast nur nach körperlichen Ursachen geforscht wurde.

Die Betroffenen waren beunruhigt über ihren Zustand. Hoffnungsvoll und bange vertrauten sie den Ärzten, denen sie sich auslieferten. Manche fanden über diesen Weg zu einer psychologischen Behandlung. Die meisten jedoch kamen in die Psychiatrie, und zwar über die Notaufnahme, nach einem Zusammenbruch.

Was mich schockiert, ist, wie wenige von ihrem Hausarzt an einen Psychologen, Psychotherapeuten oder Psychiater vermittelt wurden. Stattdessen wurden sie körperlichen Diagnostiken aller erdenklichen Fachrichtungen zugeführt und nicht selten für gesund erklärt, weil eben keine körperlichen Ursachen vorlagen. Der psychologische Aspekt wurde in diesen Fällen nicht einmal in Erwägung gezogen.

SCHULMEDIZINISCH EIN BLINDER FLECK?

Viele meiner Mitpatienten hätten wesentlich früher die richtige Behandlung bekommen, hätten die Ärzte neben allen anderen möglichen Ursachen auch die psychologischen Faktoren näher betrachtet. Das hätte ihnen eine Menge Leid erspart.

So aber machten sie weiter bis zum Zusammenbruch, und erst danach, als man sie in die Psychiatrie brachte, kamen die wahren Umstände ans Licht.

Es ist erschütternd, wie lange eine längst akute Depression unerkannt bleiben kann und schlimm finde ich auch den Vertrauensbruch, der damit einhergeht. Die betroffenen Patienten wussten nicht, was mit ihnen los war, sondern vertrauten ihren Ärzten. Wenn diese abwinkten: „Ihnen fehlt nichts", dann glaubten sie es und fühlten sich minderwertig, weil sie ihre Leiden nun als Teil des normalen Lebens ansahen und annahmen, dass sie diese Probleme eben nicht so gut wegstecken konnten wie ihre Mitmenschen.

Natürlich müssen die Ärzte mögliche körperliche Ursachen abklären, das steht außer Frage. Aber es entsetzt mich, wenn ich höre, dass schwer depressive Menschen für gesund erklärt und nach Hause geschickt werden, weil schulmedizinisch nur der Körper untersucht wurde.

Um Missverständnisse zu vermeiden, betone ich ausdrücklich, dass es mir fern liegt, die Schulmedizin zu kritisieren, sie hat mir und vielen mir nahen Menschen das Leben gerettet, mehr als einmal.

Das ändert aber nichts daran, dass hier ein Missstand vorliegt! Die Depression ist nicht nur längst in der Mitte unserer Gesellschaft angelangt, sie erreicht mittlerweile epidemische Ausmaße und die Zahl der Betroffenen steigt immer weiter an. Dennoch wird die Krankheit kaum wahrgenommen und die Ignoranz vieler Fachleute ist erschreckend.

Ein Beispiel: Mein Zimmernachbar Herbert kam in psychologische Betreuung, weil er zwei volle

Tage lang nicht fähig war, aus seinem Bett aufzustehen; sein Körper versagte ihm schlicht den Dienst. Der behandelnde Psychiater bescheinigte ihm eine schwere depressive Episode.

Als er diese Diagnose seiner Krankenkasse vorlegte, musterte der dort verantwortliche Arzt Herbert von oben bis unten und meinte: „Wieso wollen Sie krankgeschrieben werden? Ihnen fehlt doch nichts." Und das von einem studierten Mediziner!

Ich bin der Meinung, dass moderne Ärzte der geistig-seelischen Verfassung ihrer Patienten zumindest gleich großen Stellenwert zugestehen sollten wie dem Körper. Immerhin liegen die Ursachen vieler – wenn nicht überhaupt aller – Krankheiten in der Psyche.

Zurück in die Kälte

Der Weg in ein neues Leben

Ich bin glücklich hier im Therapiezentrum. Therapiezeiten und Pausen wechseln sich harmonisch ab und dieser Rhythmus kommt meinem inneren Bedürfnis nach Ruhe entgegen. Außerdem spüre ich, dass tief in mir sich etwas in Bewegung setzt, das seine Zeit braucht, auch wenn ich nicht weiß, was es ist.

In meiner freien Zeit spaziere oder laufe ich durch die Wälder, die an das Therapiezentrum angrenzen, oder ich plaudere mit meinen Mitpatienten. Wenn ich etwas einkaufen muss, wandere ich hinunter in die Stadt. Wenn jemand mitgeht oder man sich zufällig trifft, setzt man sich ungezwungen in ein Café.

An den Wochenenden holt mich meine Familie ab und wir besuchen Ausflugsziele in der Nähe.

ALLTAG

Im Therapie-Alltag gibt es kaum Konflikte, und wenn, beruhen sie auf Missverständnissen und sind schnell ausgeräumt. Das Verhältnis zwischen Patienten und Pflegepersonal ist ausgezeichnet und geprägt von Freundlichkeit, Herzlichkeit und gegenseitigem Respekt. In keiner Phase meiner Behandlung habe ich das Gefühl, dass meine Anliegen nicht ernst genommen würden. Das ist besonders wichtig für mich und meine Leidensgenossen, immerhin ist das Unverständnis unserer nicht-depressiven Mitmenschen ein wesentlicher Teil unserer Probleme.

Zweimal pro Woche gehe ich zum Einzelgespräch mit dem mir zugeteilten Psychologen. Er ist ein fähiger junger Mann, der es mit einer Mischung aus Intuition und Analyse schafft, binnen kurzer Zeit meine Problemfelder einzugrenzen und mich auf einen Weg zu bringen, der mich aus meinem Schlamassel hinausführen kann. Dreimal wöchentlich finden Visiten statt, bei denen ich meinen behandelnden Psychiater treffe, mit ihm die Erfolge meiner Therapie erörtere und wir besprechen, wie diese am sinnvollsten weitergeführt werden soll.

Diese drei Ebenen – Pflegekräfte, Psychologen und Ärzte – greifen so nahtlos ineinander, dass ich immer wieder erstaunt bin. Wenn ich einer Krankenschwester gegenüber ein Anliegen äußere, wissen davon einen halben Tag später nicht nur mein Psychiater und mein Psychologe, sondern alle drei haben sich schon beraten, wie das Thema behandelt werden sollte, um mir den größtmöglichen Nutzen zu bringen.

Konfliktherd Persönlichkeit

Kommt es zu Konflikten, vollziehen sie sich meist zwischen Patienten und Pflegepersonal und haben fast immer mit den Persönlichkeiten zu tun, die dabei aufeinandertreffen.

Unsere Krankenschwestern sind schließlich nicht nur Fachkräfte, sondern auch Menschen, die sich von uns abgrenzen müssen. Einerseits aus Selbstschutz, damit sie nicht an unseren Problemen verzweifeln, andererseits erfordert es ihr Beruf. Denn wie könnte mir jemand helfen, der mit meinem Drama mitleidet?

Je nach Persönlichkeit setzt jede Krankenschwester ihre Grenzen in anderer Weise. Den einen gelingt es liebevoll, andere agieren freundlich, aber bestimmt, wieder andere wirken brüsk und einige sogar ruppig.

Da passiert es schon einmal, dass eine sehr emotionale Mitpatientin sich vor den Kopf gestoßen fühlt, wenn eine Krankenschwester ihr unverblümt erklärt, dass auf der Psychosomatik-Station die Grenze zwischen Gesundheit und Krankheit entlang der Trennscheibe zwischen Schwesternzimmer und Patientenbereich verläuft.

Und freilich frage ich mich insgeheim, warum eine – andere – Krankenschwester überhaupt den Pflegeberuf ergriffen hat, wenn sie einer Patientin auf deren Bitte um einen weicheren Polster antwortet: „Wir sind hier nicht im Fünf-Sterne-Hotel!"

Eine verbale Ohrfeige, die der Patientin eine Nacht voller Panikattacken beschert, denn der Grund ihres Hierseins ist ausgerechnet, dass sie in einem Fünfsternehotel gearbeitet hat und dort bis zum Burnout gemobbt wurde.

Möglicherweise hatte dieser Zwischenfall aber einen tieferen Sinn, denn man muss wissen:

1) Die Krankenschwester hatte keine Ahnung von der Vorgeschichte der Patientin, sie hatte an diesem Tag die erste Schicht nach ihrem Urlaub angetreten; eine Nachtschicht.

2) Sobald sie die Vorgeschichte erfuhr, entschuldigte sie sich in aller Form bei der Patientin.

3) Durch die harte Konfrontation mit ihrer Vergangenheit brach etwas in der Patientin durch und am Morgen nach der durchweinten Nacht erkannte sie den Kern ihres Problems. Sie war dadurch erst in ihrer Therapie „angekommen".

DIE TAGE IM PARADIES SIND GEZÄHLT

Nach rund drei Wochen im Therapiezentrum teilt mir mein behandelnder Psychiater mit, dass er mich für stabil genug hält, um mich nach Hause zu entlassen. Ich pflichte ihm bei, denn wie gesagt: Es geht mir so gut wie schon lange nicht mehr. Für die Zeit danach verschreibt er mir zehn Einheiten einer Gruppen-Nachbetreuung, praktischerweise in meiner Heimatgemeinde. Die Nachbetreuung soll mich dabei unterstützen, meine Fortschritte aus der Therapie im Alltag weiterzuführen und zu festigen.

Mich bewegen gemischte Gefühle, als ich das Behandlungszimmer des Psychiaters verlasse. Einerseits spüre ich eine Art Befreiung, einen frischen Wind, der durch meine Seele braust, voll freudiger Erwartung auf das neue Leben, das mich erwartet. Andererseits erfüllt mich hilflose Verzweiflung, weil ich sie im Grunde nicht verlassen möchte, diese heile Welt ohne Sorgen. Und leider ist es dieses zweite Gefühl, das mir bleibt.

Ich habe Angst, panische Angst. Denn jetzt muss ich zurückkehren in meinen Alltag, in den eintönigen Trott und zu meiner Arbeit. Wie Feindesland fühlt sie sich an. Tief in mir spüre ich einen fast körperlichen Schmerz, wenn ich an all die Probleme denke, die mit meiner Arbeit verbunden sind. Probleme, die mich buchstäblich ins Krankenhaus gebracht haben.

Im Kalender meines Mobiltelefons sehe ich mir die Aufgabenliste an, die ich vor dem Therapieantritt für die „Zeit danach" angefertigt habe. Mir wird schwindlig. Wie soll ich diese Fülle an Tätigkeiten jemals bewältigen? Besonders die vielen fixen Termine erzeugen ein flaues Gefühl in meinem Magen.

Und da ist noch etwas. Mir ist bang vor dem Moment, in dem ich wieder zu Hause am Balkon sitzen werde, draußen schreien die Krähen und alles ist so, als wäre ich nie in Therapie gewesen. Als hätten all diese Leben hier und die zwischenmenschlichen Beziehungen, die mir so ans Herz gewachsen sind, nie existiert.

Das Vergessen mag ein Segen sein, aber ich werde schier krank vor Wehmut, wenn ich mir vorstelle, dass die vergangenen Wochen, all die Augenblicke und Gefühle, irgendwann verblassen und verschwinden, nur weil mein Gehirn sie durch neuere Erinnerungen ersetzt.

Was ich hier im Therapiezentrum erleben durfte, wird mein Leben verändern. Die Zeit hier verdient es, in all ihren Nuancen in meinem Gedächtnis gespeichert zu bleiben, solange ich lebe.

JEDER URLAUB GEHT EINMAL ZU ENDE

Dass ich nun den Zeitpunkt kenne, an dem meine stationäre Therapie enden wird, hilft mir seltsamerweise nicht dabei, mich darauf einzustellen. Im Gegenteil: Mit jedem Tag, der nun vergeht, steigt mein Unwohlsein an und ich mache mir bewusst, dass ein Teil von mir tatsächlich hier bleiben will.

Nie zuvor war ich Mitglied einer Gruppe, die so rührend um jeden Einzelnen besorgt war. Die Fürsorge, die Hilfe, die gegenseitige Anerkennung und Wertschätzung geben jedem Menschen in dieser Gemeinschaft das Gefühl, wertvoll zu sein.

Und es ist mehr als ein Gefühl: Jeder ist wertvoll, weil jeder gebraucht wird, um das Gesamte zu erschaffen. Die häufigen Patientenwechsel fördern diese Denkweise zusätzlich, denn so bilden sich keine Klüngel, die Regeln vergeben, deren Beachtung von den Neuankömmlingen eingefordert wird.

Draußen, im wirklichen Leben, wird wieder alles anders sein. Diese besondere Art der Anerkennung bekommt man im Alltag von niemandem, nicht einmal von der eigenen Familie.

EIN SCHWERER ABSCHIED

Doch es hilft nichts, ich kann nicht hierbleiben, selbst wenn ich es wollte. Und dass ich es gar nicht wollen darf, sagt mir die Vernunft. Die Therapiesituation ist nicht mein normales Leben, sie ist die Ausnahme, die Blase einer heilen Welt, die mich und meine Mitpatienten beschützt, damit man uns ohne Ablenkungen therapieren kann. Doch jeder Urlaub geht einmal zu Ende – auch der vom eigenen Leben.

Und ich will nicht so werden, wie jene ehemaligen Patienten, die immer wieder zu Besuch kommen. Es ist eine Handvoll Leute, die teilweise vor, teilweise nach meiner Ankunft aus der Therapie entlassen wurden, und keiner von ihnen kann loslassen. Sie tragen eine merkwürdige Sehnsucht im Blick, schwärmen mit ihren noch anwesenden Mitpatienten von ihrer gemeinsamen Zeit und erzählen bedrückt, wie schwer es ihnen fällt, draußen Fuß zu fassen in ihrem neuen Alltag.

Diese Therapie-Nostalgiker sind der Gegenpol zu jenen Patienten, die nie in der Therapie „ankommen": Sie sind nie wirklich von hier weggekommen. Sie sehnen sich nach unserer Gemeinschaft, dem verschworenen Clan, den sie zu Hause schmerzlich vermissen.

Das darf mir nicht passieren. Ich will wieder lebensfähig werden, und dazu muss ich der Wirklichkeit ins Auge sehen.

DIE TAGE DANACH

Am Tag meiner Entlassung betrete ich nach einem knappen Monat zum ersten Mal wieder mein Zuhause.

Die Räume sehen aus wie immer. Meine Wege durch die Wohnung, meine Blickabfolgen, wenn ich die einzelnen Zimmer betrete, meine automatisierten Handlungsabläufe: Nichts davon hat sich geändert, aber zum ersten Mal fällt mir all das auf. Nicht mein Zuhause hat sich verändert – ich habe mich verändert.

Erst gestern habe ich mich mit meiner Abreise aus dem Therapiezentrum wirklich abgefunden, trotzdem bin ich traurig. Meine Verabschiedung von den anderen in der Morgengruppe war sehr emotional, meine Knie haben so gezittert, dass ich andauernd von einem Fuß auf den anderen gewechselt bin, um nicht zusammenzuklappen.

Dann haben mich alle umarmt, es wollte kein Ende nehmen. Ich weiß nicht, wann ich zum letzten Mal so viele so starke Gefühle wahrgenommen habe.

Doch das ist jetzt Geschichte. Ich packe meine Sachen aus, verstaue alles und stelle fest, dass ich in diversen Fächern eine neue Ordnung anlege, ohne lange darüber nachzudenken. Ich säubere meine Schubladen von altem Zeug, das ich schon seit Jahren nicht mehr brauche, mich aber nie davon trennen konnte. Nun geht mir das Wegwerfen vergangener Dinge leicht von der Hand, es scheint mir sinnvoll und notwendig.

Als das Wichtigste verstaut ist, setze ich mich auf den Balkon, komme zur Ruhe und horche in mich hinein. Es ist nicht so, wie ich befürchtet habe. Das Therapiezentrum ist nicht weg, als sei ich nie dort gewesen. Es ist in mir.

EINE WOCHE DANACH

Eine Woche nach meiner Heimkehr weiß ich nicht mehr weiter. Die Zeit vergeht in Konfusion, weil es mir nicht gelingt, mir Ziele zu setzen. Die Kraft verlässt mich jedes Mal, sobald ich den Arbeitsaufwand sehe, der zum Erreichen solcher Ziele nötig wäre.

Die Menschen um mich herum kommen mir kalt vor, auch meine Frau. So als würden sie in einer anderen Wirklichkeit leben, für die ich nicht geschaffen bin.

Einzig mein Kind sucht meine Nähe, es scheint zu spüren, dass es mir schlecht geht und schenkt mir menschliche Wärme.

Die wichtigsten Schritte bin ich immerhin gegangen. Ich habe regelmäßige Essens- und Schlafenszeiten eingerichtet, halte mich im Wesentlichen an die täglichen Entspannungs- und Sportzeiten und schlafe nach wie vor wunderbar dank der Ohrenstöpsel.

Ich habe mich verändert, gottlob, und das gibt mir Hoffnung. Mir ist bewusst, dass ich vieles zurechtbiegen muss, was meine Arbeit angeht, und bin auch bereit für Veränderungen. Mein Problem ist, dass ich keine Ahnung habe, wohin die Reise gehen soll. Um so mehr ich mir den Kopf zerbreche, wie ich meine verschiedenen Arbeitsbereiche in Zukunft handhaben soll, desto sinnloser erscheinen sie mir.

Es kommt mir so vor, als sei meine Depression erst mit meiner Rückkehr nach Hause so richtig ausgebrochen. Ich fühle mich einsam, alleingelassen, weil niemand da ist, der mich wirklich versteht – und nutzlos, weil keiner meine emotionale Unterstützung braucht.

DREI WOCHEN DANACH

Drei Wochen nach meiner Heimkehr gleicht mein Leben einer emotionalen Berg- und Talfahrt. Ich fühle mich wie ein Fleckerlteppich, zusammengeflickt aus Versatzstücken alter und neuer Verhaltensmuster; es ist schwierig. Dass es anderen Heimkehrern aus dem Therapiezentrum ähnlich ergeht, tröstet und beruhigt mich ein bisschen: Mein Zustand ist offenbar normal. Mit den meisten meiner ehemaligen Mitpatienten habe ich mich zu einer Whatsapp-Gruppe zusammengefunden, in der wir uns regelmäßig austauschen.

Die Zeit verbringe ich vor allem damit, meinen Arbeitsplan auf die Reihe zu bekommen. Das ist eine schreckliche Aufgabe, weil ich mich nie länger als fünfzehn Minuten konzentrieren kann und deshalb ungezählt viele Anläufe brauche.

Außerdem muss ich meinen neuen Roman überarbeiten, den ich bei einem Wettbewerb einreichen will, dessen Einreichfrist sich ihrem Ende nähert. Diese Arbeit ist zäh, anstrengend und langwierig – aber lohnend, weil sie mir im Grunde Spaß macht und ich unbeschreiblich stolz bin auf die Geschichte. Dabei lerne ich eine wichtige Lektion: Ich brauche ein kreatives Ziel vor Augen, selbst in meinem derzeitigen Zustand. Nur so kann ich eine Leistung erbringen, die mich befriedigt.

Allerdings hat das auch einen Pferdefuß, denn nach einer intensiven Arbeitsphase erfasst mich reflexartig eine depressive Welle. Dann fühle ich mich abgeschlagen, teilnahmslos und müde, obwohl ich mir genug Schlaf gönne. Nichtige Anlässe ärgern mich und ich reagiere abwechselnd mimosenhaft angerührt und explosionsartig aggressiv.

Ich lerne daraus, dass ich meine Kräfte bis auf Weiteres besser einteilen muss. Tagelanges Durcharbeiten unter Druck ist momentan nicht drin.

Meinen Essens-, Sport-, Entspannungs- und Schlafrhythmus habe ich bis jetzt durchgehalten. Diese fixe Tagesstruktur gibt meinem Alltag wohltuende Stabilität. Vor allem der regelmäßige Schlaf ist ein wahrer Segen.

Dennoch fühlt sich alles an wie ein Provisorium. Das Abendessen um 19 Uhr herum ist mir etwas zu spät, im familiären Tageszyklus aber nicht anders möglich. Auch der wöchentliche Ernährungsplan, dessen Ausarbeitung meine Frau und ich uns vorgenommen haben, steckt noch in den Kinderschuhen. Aber eins nach dem anderen. Ich muss mir mein neues Leben in kleinen Schritten erkämpfen.

Zwei Monate danach

Ich bin am Weg. Zwei Monate nach meiner Rückkehr aus dem Therapiezentrum klingt meine Depression zwar noch in keiner Weise ab, aber das macht nichts, denn ich akzeptiere sie nun als einen Teil von mir. Ich habe begriffen, dass diese Krankheit nicht so ist, wie ich Krankheiten immer gesehen habe, nämlich als von Erregern verursachte Leiden, die man auskuriert und dann wieder gesund ist. Meine Depression kommt nicht von außen, sie ist ein Echo von innen; ein Echo auf das, was ich von außen in mich eindringen lasse. Sie ähnelt einem Fieber, mit dem der Körper auf Grippeviren reagiert, aber eigentlich empfinde ich sie als eine Art Grenzzaun, einen Wächter meiner Persönlichkeit, eine Alarmglocke, die immer dann schrillt, wenn ich Dinge zulasse, die nicht gut für mich sind.

Im Moment gilt es, meine Grenzen auszuloten, den Zaun abzustecken, den Wächter am passenden Ort aufzustellen, die Alarmglocke zu justieren für den Ernstfall.

Ich arbeite jeden Tag, so lange es mir gut tut, dann lege ich eine Pause ein. Wenn ich es übertreibe, sinkt meine Konzentrationsfähigkeit gegen null, und manchmal spüre ich nicht rechtzeitig, wenn mir die Arbeit zu viel wird. Dann verengt sich meine Wahrnehmung und es scheint, als bohre sich etwas Fremdes in mein Gehirn. Mache ich dann nicht sofort eine Pause, falle ich in ein Loch aus Traurigkeit und Hoffnungslosigkeit.

Nach wie vor bin ich kaum belastbar und leistungsfähig, aber das ist mir egal, denn in solchen Kategorien denke ich nicht mehr.

AUSBLICK MIT HOFFNUNG

Die vom Arzt verordnete Nachbetreuung hilft mir nur bedingt, vermutlich habe ich mir zu viel erwartet. Die wöchentlichen Gruppensitzungen können das Therapiezentrum leider nicht ersetzen, denn obwohl vier meiner ehemaligen Mitpatienten dabei sind, kommt doch niemals diese gelöste und vertraute Leichtigkeit auf wie damals in der stationären Behandlung.

Jeder Teilnehmer beschreibt seine aktuelle Befindlichkeit und berichtet, wie es ihm in der abgelaufenen Woche ergangen ist. Danach folgt ein Vortrag zu Themen wie: „Stress im Alltag reduzieren", „Verminderung negativer Gedanken", „Das Lachen" und ähnliche, die interessant und nützlich sind. Die Leiterin ist kompetent und freundlich und alle Gruppenteilnehmer sitzen im selben Boot wie ich – dennoch empfinde ich das Ganze als leblos und theoretisch.

Zumindest bietet mir die Nachbetreuung einen regelmäßigen Anlaufpunkt für allgemeine Auskünfte und Fragen, die sich im Laufe der Zeit ergeben. Und für mich bestätigt sich, dass die Symptome, die ich erlebe, in meiner Situation völlig normal sind und ich auf dem richtigen Weg bin. Das beruhigt mich.

Zurzeit geht es mir gut und ich probiere ständig aus, was für mich passt und was nicht. Der regelmäßige Rhythmus von Schlafens- und Essenszeiten, die ausgewogene Ernährung und die regelmäßige Entspannung und Bewegung geben meinem Alltag ein stabiles Korsett, das mich bei all meinen Aktivitäten stützt.

Die Symptome werden irgendwann wieder verebben, die Depression selbst wird aber nicht verschwinden, sondern mich mein Leben lang begleiten. Sie ist der innere Chef, der mir sagt, wann es genug ist, mich aber auch ermahnt, aufzustehen und tätig zu werden. Denn das Leben ist ein ständiges Auf und Ab, ein ständiger Wechsel von Anspannung und Entspannung. Beides brauchen wir, um glücklich zu sein.

> *Und so lang du das nicht hast,*
> *Dieses: Stirb und werde!*
> *Bist du nur ein trüber Gast*
> *Auf der dunklen Erde.*

– Johann Wolfgang von Goethe

Am Ende steht die Hoffnung

Sei auf der Hut – ein Leben lang

Dass ich Schriftsteller werden wollte, wusste ich schon mit acht Jahren.

Mein Vater, ein sehr musischer Mensch, war von meinem Berufswunsch angetan, er ermutigte mich zum Schreiben von Geschichten, korrigierte meine Ergüsse und manche seiner Ratschläge nützen mir noch heute. Doch wie man Schriftsteller wird, das konnte er mir nicht sagen, und auch sonst niemand in unserem Verwandten- und Bekanntenkreis. Schriftsteller – das ist man irgendwie.

Eines aber wusste mein Vater genau: Schriftsteller leben von der Hand in den Mund, deshalb solle ich einen „anständigen" Beruf ergreifen, wie er sich ausdrückte, nämlich einen, mit dem ich meine Familie würde ernähren können.

Zu einem anständigen Beruf gehörte eine fundierte Ausbildung und das bedeutete im ersten Schritt die Matura und im zweiten ein Studium.

Der Plan vom Leben

Mein Lebensplan sah also vor, zu maturieren, zu studieren und danach irgendeine Arbeit zu ergreifen – von diesem „Brotberuf", wie ich ihn nannte, würden ich und die Familie, die ich dann haben würde, leben können. Da sich mein Vater während meiner Ausbildung selbständig machte und bald eine gutgehende Firma leitete, lag es auf der Hand, dass ich Betriebswirtschaft studieren, ins Familienunternehmen einsteigen und es eines Tages übernehmen würde.

Der Plan hatte allerdings einen Makel, der, hätte ich ihn gleich erkannt, mir viel Leid erspart hätte: Ich taugte nicht zum Betriebswirt.

Nach einigen Semestern eifrigen Studierens überraschten mich die ersten psychosomatischen Störungen, nämlich Hitzewallungen und Händezittern, beides ohne ersichtlichen Grund.

Zum Glück erkannte die damalige Hausärztin meiner Familie, was mit mir los war und riet mir zu einer Auszeit. Ich brauchte Abstand vom Studium.

In den darauffolgenden acht Monaten verdingte ich mich daher als UNO-Soldat auf den Golanhöhen, und als ich zurückkam, sah ich meine Zukunft klarer. Ich gestand meinem Vater, dass ich nicht in seine beruflichen Fußstapfen treten wolle, und sattelte um von Betriebswirtschaft auf Germanistik, ein Studium, das ich fast in der Mindestdauer schaffte, ohne mich außerordentlich anzustrengen.

Nach dem Studienabschluss fand ich lange keine Anstellung, deshalb machte ich mich selbständig und arbeitete als freier Journalist für mehrere Tages-, Wochen- und Monatszeitungen. Nach einem Intermezzo als Katalog-Gestalter bei einem Baumarktwaren-Großhändler bekam ich einen Arbeitsplatz beim „Kärntner Bildungswerk". Ich war, so schien es, angekommen.

Im Bildungswerk saß ich an der Schnittstelle von Kultur, Wirtschaft, Medien und Politik, die Arbeit war spannend und interessant und meine Kreativität konnte sich entfalten. Ich hatte also meinen „Brotberuf" gefunden und die Schriftstellerei, nun ja, die musste eben warten bis zu dem Tag, an dem ich mich eingearbeitet haben würde.

Das Leben zieht seine Register

Doch dieser Tag kam nicht. Als ehrgeiziger Mensch rutschte ich automatisch in ein Karriereschema, das mir nicht einmal bewusst war. Man übertrug mir ein Prestige-Projekt und ich fühlte mich geehrt. Ich tigerte mich geradezu hinein und der Erfolg hob mein Ego und auch meine Finanzen auf eine Ebene, auf der ich mich sehr wohl fühlte.

Der Preis dafür war, dass ich das Büro nicht wie meine Kollegen um 17 Uhr verließ, sondern erst um 20 Uhr. Für viele Abende und Wochenenden musste ich Veranstaltungen organisieren und diese auch betreuen. Kam ich einmal früh nach Hause, war ich erledigt und konnte bis zum Schlafengehen nur noch in den Fernsehapparat glotzen.

An die Schriftstellerei dachte ich zwar nach wie vor, aber das Thema rückte weit in den Hintergrund, wie ein unrealistischer Traum, ein naiver Kindheitswunsch.

DER KINDHEITSWUNSCH IST STÄRKER

Dass dieser Kindheitswunsch stärker war als jede Wirklichkeit und Vernunft, sollte mein Leben mir in der Folgezeit brutal vor Augen führen.

Schon als selbständiger Journalist litt ich unter Schlafstörungen, diese verschlimmerten sich nun. An manchen Abenden konnte ich stundenlang nicht einschlafen, manchmal wachte ich auf und wälzte mich bis zum Morgen herum, manchmal tat ich ganze Nächte lang kein Auge zu – es war furchtbar.

Doch ich nahm es in Kauf und schrieb die Symptome meinem sensiblen Wesen zu: Mein Alltag war stressig und zwang mich oft in zwischenmenschliche Konflikte, mit denen ich nur schwer umzugehen wusste.

Dann begann die Übelkeit. Langsam kroch sie in mein Leben, über Monate hinweg und schließlich über Jahre. Zunächst fiel mir auf, dass mir nach dem Essen immer unwohl war, anfangs für eine halbe Stunde, später für bis zu zwei Stunden.

Ich schob es auf meinen Kreislauf, denn auch tagsüber ergriffen mich immer öfter Schwindelanfälle. Das steigerte sich so weit, dass ich das Büro unter dem Vorwand eines Geschäftstermins verließ und eine halbe Stunde lang mit schnellem Schritt durch die Stadt marschierte, um meine Blutzirkulation in Schwung zu bringen. War das nicht möglich, schloss ich mich auf der Toilette ein und pumpte dort zwanzig Liegestütze und zwanzig Kniebeugen. Packte mich der Schwindel zuhause, stellte ich mich unter die eiskalte Dusche.

All diese Maßnahmen zeitigten keinen wahrnehmbaren Erfolg. Die Schwindelanfälle gehörten von nun an zu meinem Leben, es blieb mir nichts anderes übrig, als sie zu ertragen.

FALSCHER FREUND ALKOHOL

Und ich griff zum Alkohol. Von Jugendbeinen an war ich begeisterter Biertrinker, sogar die Diplomarbeit meines Germanistikstudiums trug den Titel „Der Student und das Bier".

Bier entspannte mich, erlöste mich vom Arbeitsdruck und half mir beim Ein- und Durchschlafen. In dieser Zeit gesellte sich zu den Bieren auch Schnaps, vor allem in meinen melancholischen Nächten. Da saß ich im Wohnzimmer vor der Stereoanlage auf dem Teppich und hörte mir Lieder an, die mein Herz berührten und Erinnerungen in mir weckten, die mir wichtig waren. Dazu trank ich Bier und Schnaps bis nach Mitternacht. Wenn meine Frau aufwachte und mich dazu überreden wollte, ins Bett zu kommen, reagierte ich unwirsch.

Dennoch hielt ich mein Trinkverhalten für völlig unproblematisch, zumal ich nie während der Arbeitszeit trank und meine Arbeit nicht vernachlässigte. Mit Alkohol, so sagte ich mir, funktionierte ich besser als ohne.

Die morgendlichen Kater ertrug ich mannhaft, auch wenn es manchmal nahezu übermenschliche Überwindung kostete. Da ich mir einredete, es ginge meiner Seele nach solchen Nächten besser, war es in Ordnung für mich. Wenn ich dann den Arbeitstag brav geschafft hatte, belohnte ich mich abends mit ein paar Bieren, womit sich der Kreis schloss.

FLUCHT UND SUCHE

Irgendwann verabschiedete ich mich vom Kärntner Bildungswerk. Mir war, als vergeudete ich hier tagein, tagaus meine Lebenszeit. So sinnvoll und schön meine Arbeit auch sein mochte, für mich ergab sie keinen Sinn mehr. Mit meinem Projekt war ich für rund 350.000 Euro verantwortlich, aber kein Cent davon gehörte mir. Ich kündigte, ohne dass ich eine andere Arbeit in Aussicht gehabt hätte.

Zur Überbrückung organisierte ich eine Messe-Ausstellung für eine Werbeagentur. Danach fand ich rasch das nächste Beschäftigungsverhältnis, nämlich im Büro eines österreichischen Bundesministers. Meine Frau und ich führten fortan eine Wochenendbeziehung, abwechselnd in Wien und Klagenfurt. Die Aufgaben im Ministerbüro waren höchst spannend und ich kam viel herum in Europa.

DIE VOLLE BREITSEITE

Diesmal machte meine Seele Ernst. Zwischenmenschlich kam ich in Wien gut zurecht, nicht aber mit der überfüllten U-Bahn, den Menschenmengen in den Straßen, der Unfreundlichkeit in den Geschäften, dem Gestank von Hundekot als ersten Eindruck am Morgen, und was sonst noch das Leben in einer Millionenstadt ausmachte.

Meine psychosomatischen Störungen – denn nichts anderes waren meine Schwindelanfälle und die Übelkeit – verschlimmerten sich drastisch mit dem Tag meiner Übersiedelung nach Wien. Bald war ich unfähig, in der Öffentlichkeit zu essen und wenn, nahm ich nur winzige Portionen zu mir. Zum Frühstück aß ich zwei Eier und abends meist Kartoffeln, denn beides vertrug mein Magen ohne Probleme.

Anfangs dachte ich, ich litte an einer Nahrungsmittelvergiftung, doch da die Symptome nicht abklangen, wurde mir rasch klar, dass etwas anderes dahintersteckte. Ich nahm an, es war das Leben in der Großstadt – und da mein Aufenthalt in Wien zeitlich begrenzt war, war ich bereit, die Leiden zu ertragen.

Doch es wurde schlimmer. So schlimm, dass ich mir, wenn ich an Sitzungen teilnahm, einen Platz in der Nähe der Tür aussuchte, damit ich schnell auf die Toilette flüchten konnte. War das nicht möglich, wählte ich einen, der mir im Bedarfsfall die Möglichkeit gab, irgendwohin zu kotzen, wo es für die Anwesenden am wenigsten eklig war, oder vom Sessel zu kippen, ohne mich übermäßig zu verletzen.

Denn durch den Nahrungsentzug wurde ich schwächer und schwächer. Mein Körper sparte Energie, wo er nur konnte: Simples Treppensteigen fiel mir zunehmend schwer, und ich schlief jede Nacht neun oder zehn Stunden so tief, als wäre ich tot.

EIN ENDE MIT SCHRECKEN

Auf Dienstreisen nahm ich als Proviant Zwieback und Salzkräcker mit, denn unterwegs brachte ich so gut wie gar nichts hinunter. Abends, wenn ich keinen Termin hatte, trank ich mehrere Biere, bis ich mich aufnahmebereit für den magenschonendsten Snack fühlte, den die jeweilige Speisekarte bereithielt. Vorzugsweise auf Hühnchen- und Kartoffelbasis, so fettarm wie möglich.

Auf diese Weise nahm ich innerhalb von sechs Monaten achtzehn Kilogramm ab, ohne es zu wollen. Es war die qualvollste Zeit meines gesamten Lebens.

Den Schlusspunkt setzte ein Medientermin, den ich für den Minister im Parlament organisiert hatte. Wie mit ihm abgesprochen, sollte das Treffen mit den Journalisten unmittelbar nach einer Plenarsitzung und vor seinem nächsten Termin stattfinden und dafür hatte ich alles geplant und organisiert.

Dass der Minister am Abend davor seinen Tagesplan kurzfristig geändert hatte, erfuhr ich erst, als ich am Veranstaltungstag mit der Terminsekretärin telefonierte. Ich stand gerade vor dem Ministerium und wartete auf den Wagen, der mich ins Parlament bringen sollte, wo mein Minister in der Plenarsitzung saß. Die Sekretärin erzählte mir, wie verärgert der Chef gewesen sei, dass der Medientermin so schlecht in seinen neuen Terminplan passte und wie miserabel ich ihn koordiniert hätte.

DANACH

Nach diesem Telefonat legte ich auf und die Kraft verließ meinen Körper. Mein Rücken krümmte sich, ich hielt mich an einer Mauer fest und rang nach Luft. Doch es half nichts, ich sank auf die Knie, ich konnte es nicht verhindern.

Wenige Wochen später verließ ich Wien und kehrte nach Kärnten zurück, wo ich mich in die Hände der Ärzte begab. Nachdem alle möglichen organischen Ursachen abgeklärt waren, kam ich – endlich und viel zu spät – in psychologische Behandlung.

Zunächst krank, dann arbeitslos gemeldet, fristete ich anderthalb Jahre unter Einfluss von Psychopharmaka ein reduziertes Leben, das aus Spaziergängen, Dauerläufen und Schlafen bestand und einer Diätkost, mit der ich mich langsam Richtung Normalität vortastete.

Immerhin schrieb ich in dieser Zeit einen Roman und fasste den Entschluss, mit meinem Wunsch endlich Ernst zu machen und Schriftsteller zu werden. Ich mischte die Karten meines Lebens neu und machte mich ein weiteres Mal selbständig, diesmal als Texter und Schriftsteller.

Langsam, über die Jahre hinweg, verbesserte sich mein Zustand. Meine psychosomatischen Störungen klangen größtenteils ab, nur ein paar Probleme beim Essen und beim Schlafen wurde ich nicht mehr los. Dennoch war es wie das Gefühl, eine schwere Grippe überstanden zu haben; ich war wieder weitgehend gesund.

Glaubte ich.

ZWÖLF JAHRE SPÄTER

Die Zeit verging, viel Zeit.

Erst vor nunmehr zwei Jahren begann der Tanz von Neuem, und obwohl ich bereits schmerzvoll am eigenen Leib und an eigener Seele erfahren hatte, wie sich eine Depression entwickelt, erkannte ich sie wieder viel zu spät.

Denn: Wie konnte das sein? Ich war selbständig, machte im Grunde, was ich wollte, fand meine Arbeit sinnvoll und mein Leben schön. Wogegen sollte sich mein Inneres wehren? Dass auch andere Ursachen in die Depression führen können, kam mir überhaupt nicht in den Sinn.

Selbst als die Situation schon ernster als ernst war, hielt ich an meinem Alltag fest. Ich tröstete mich damit, dass die Zeiten wieder besser würden, wenn ich nur erst einmal diese Arbeit erledigt hätte, dann jene und noch zig andere. Den vielstimmigen Hilfeschrei meiner Organe tat ich als Überlastung ab; nichts Ungewöhnliches für einen Freiberufler. Im Urlaub würde ich mich erholen.

Sogar jetzt noch, während ich meine zweite Depression auskuriere, ist meine Achtsamkeit mir selbst gegenüber nicht selbstverständlich. Wenn ich spüre, dass ich eine Pause brauche, bringe ich die Arbeit, an der ich gerade sitze, dennoch vorher zu Ende.

Warum? Weil ich es so gewohnt bin. Ich muss mir bewusst machen, dass es mitunter diese alten Gewohnheiten waren, die mich zweimal in die Depression getrieben haben – und es auch ein drittes Mal tun würden, wenn ich es zuließe!

Die Depression vermeiden – nur wie?

Aus meinen Erfahrungen ziehe ich die Erkenntnis, dass die Gefahr, in eine Depression abzurutschen, nicht hoch genug eingeschätzt werden kann. Depressive Phasen hat jeder Mensch zwischendurch, doch wenn die Symptome nicht abklingen wollen, wenn die Beschwerden schlimmer oder variantenreicher werden, dann müssen die Alarmglocken läuten. Die Depression kommt auf leisen Sohlen und oft aus Gründen, die man bewusst nicht wahrnimmt. Es ist schwierig, die Reaktionen des Körpers richtig einzuschätzen, wenn die Seele um Hilfe ruft.

Die beste Strategie ist wohl, mit sich im Reinen zu bleiben und zu erfühlen, ob das, was wir tun oder mit uns getan wird, für uns selbst stimmig und maßvoll ist. So, wie uns die Lieblingsspeise im Übermaß krankmacht, kann die Lieblingsarbeit zum Depressionsauslöser werden, wenn wir sie übertreiben. Der geliebteste Mensch kann sich mit der Zeit in eine wahre Bestie verwandeln, und der seit Jahrzehnten gewohnte Alltag kann uns unbemerkt aushöhlen, bis wir von einem Tag auf den anderen umkippen.

Jeder von uns kennt sich selbst seit seiner Geburt. Wir wissen, wie wir ticken und in den meisten Fällen merken wir, wann wir uns selbst etwas vormachen.

Der Hund liegt dort begraben, wo wir nicht hinsehen, dort, wo wir nicht hinsehen möchten, dort, wo die blinden Flecken sind. Deshalb ist keiner von uns vor einer Depression gefeit.

Die gute Nachricht ist, dass Depressionen gut und nachhaltig behandelbar sind. Allerdings muss der Betroffene freiwillig folgende drei Schritte setzen:

1. Die Krankheit annehmen

Die Depression ist nicht vergleichbar mit einer klassischen Krankheit, etwa einer Grippe. Sie kommt nicht von außen, wird nicht durch Viren eingeschleust oder von Bakterien verursacht, sondern sie ist eine Reaktion der Seele auf ein Zuviel von außen. Dieser Aufschrei äußert sich körperlich.

Folglich „bekämpft" man eine Depression nicht, man heilt sie aus. Ich betrachte meine Depression nicht als Feind im eigenen Körper, sondern als einen Teil von mir, dem es momentan schlecht geht. Um das zu ändern, versuche ich einen Zustand zu erreichen, in dem es dem leidenden Teil wieder gut geht; ich werfe nicht einfach nur wie bei einem grippalen Infekt Tabletten ein und ignoriere den Rest.

Mit anderen Worten, ich nehme die Depression an, als einen persönlichen, aber vorübergehenden Zustand, mit dem umzugehen ich lernen muss. Es ist ein tägliches Herantasten an die eigenen Bedürfnisse und zwar mit schonungsloser Ehrlichkeit.

Ehrlichkeit ist deshalb wichtig, weil man nur allzu gern die Opferrolle einnimmt, wenn man leidet. Aber die Opferrolle führt zu Passivität, zu Gefühlen der Hilflosigkeit und dem Anspruch, die anderen Menschen müssten einem helfen.

So eine Haltung blockiert den Heilungsprozess. Eine Depression verlangt aktiven Umgang mit sich selbst, mit den eigenen Stärken und den eigenen

Schwächen. Von den Mitmenschen braucht ein Depressiver nur Verständnis und Rücksichtnahme auf die Unzulänglichkeiten, die mit seinem Zustand einhergehen – sonst nichts. Medikamentöse Behandlung und psychische Unterstützung bekommt er von den Spezialisten, den Psychologen, Therapeuten und Psychiatern; auf gut gemeinte Ratschläge von Laien kann er verzichten.

Oder würden Sie sich bei einer Krebserkrankung von Ihrer besten Freundin oder Ihrem besten Freund behandeln lassen?

2. Das Leben verändern

Ich kenne niemanden, der nach einem Burnout in seinen ursprünglichen Beruf zurückgekehrt ist. Nachdem es mich zweimal selbst erwischt hat, verstehe ich warum: Einen Beruf weiter auszuüben, der einen krankmacht, hat keinen Sinn – und nur um das Arbeitsleben zu ertragen, möchte ich nicht lebenslang Psychopharmaka schlucken müssen.

Wer seine Depression nachhaltig heilen will, muss einen Wandel seiner gesamten Lebensumstände zulassen. Mehr noch: Er muss die Veränderung wollen!

Das kann schmerzhafte Einschnitte bedeuten, denn oft wird die Depression nicht durch die Arbeit ausgelöst, sondern durch die Partnerschaft oder die Familie, in der man lebt.

Veränderung muss nicht zwangsläufig das Ende bedeuten, vielleicht genügt es auch, die Beziehung auf neue Beine zu stellen, etwa, indem man sich von einem zu stark fordernden Partner oder Verwandten innerlich abgrenzt.

Die Kraft, die eine solche Veränderung ermöglicht, kommt mit der Heilung, denn in dieser Phase schützt sich die Seele ganz besonders vor schädlichen Einflüssen. Das heißt, dass sie bestimmte Situationen nicht mehr zulässt und sich mit allem dagegen wehrt, was ihr zur Verfügung steht.

Wenn Ihnen das passiert, sollten Sie nicht die Medikamentendosis erhöhen, sondern die Ursache beseitigen, sonst geraten Sie in einen Teufelskreis. Wenn ein Teil des Lebens das gesamte Leben belastet, stößt man ihn sinnvollerweise ab.

Oder würden Sie Ihr Auto hinter sich herziehen, aus dem irgendjemand den Motor gestohlen hat?

3. Ein Leben lang daran arbeiten

Die Depression mag eine vorübergehende Erscheinung sein, aber ihre Ursachen verschwinden nie. Jene Mechanismen, die Ihnen gestern das Leben zur Hölle gemacht haben, werden Ihnen auch morgen das Leben zur Hölle machen. Dessen müssen Sie sich bewusst sein und diese Mechanismen stets im Auge behalten.

Im Leben ist alles möglich, auch, dass Sie ein weiteres Mal in eine Depression abrutschen. Dies sollte aber wenigstens nicht aus denselben Gründen geschehen, die Sie bereits vom letzten Mal kennen.

Als Depressiver in der ersten Krankheitsphase wird man zum Meister darin, störende Einflüsse vor sich selbst schönzureden, davon kann ich aus eigener Erfahrung eine ganze Oper singen. Deshalb lautet mein Rat an Sie: Achten Sie auf sich! Lernen Sie sich selbst kennen und lauschen Sie immer mit einem Ohr nach innen. Die Seele spricht mit leiser Stimme, aber sie möchte gehört werden.

Epilog

Es ist anstrengend, jeden Tag. Beruf und Familie bringen es mit sich, dass ich auf meine Entspannungsübung manchmal verzichten muss, dass die Essenszeiten unregelmäßig sind, dass mein Ernährungsplan oft spontan umgeworfen wird und mein Ausgleichssport gelegentlich ausfallen muss.

Zwar gehe ich fast immer vor 22 Uhr ins Bett und lese eine halbe Stunde lang, bevor ich das Licht ausschalte, doch weder diese Routine noch die Ohrenstöpsel garantieren mir guten Schlaf; in jeder zweiten Nacht leide ich unter Schlafstörungen.

Aber ich will nicht klagen. Im Ganzen gesehen schlafe ich besser und esse regelmäßiger, gesünder und vielfältiger als in den vergangenen zwei Jahrzehnten. Ich schaue auf mich und beachte meine Grenzen wie nie zuvor. Und der große Bonus: Ich trinke kaum noch Alkohol.

Aber ich bin ständig auf der Hut.

Nach meiner Rückkehr aus dem Therapiezentrum habe ich gestaunt, dass ich plötzlich nicht mehr mit vier Tassen Kaffee pro Tag auskomme, sondern mir sechs oder acht genehmige und dass aus „einer Zigarre dann und wann" eine Zigarre pro Tag geworden ist.

Wenn mir solche neuen Gewohnheiten auffallen, ergreife ich sofort Gegenmaßnahmen. Trotzdem erschreckt mich, wie leicht ich in Verhaltensweisen hineinschlittern kann, die ich gar nicht anstrebe. Ich darf meine Neigung zur Sucht nicht unterschätzen, dank meiner Depression weiß ich das jetzt.

Auch bei der Arbeit muss ich aufpassen. Wenn ich es übertreibe, verliere ich meine Konzentrationsfähigkeit und danach verlöscht in mir die Erinnerung an mehrere Stunden. Missachte ich diese Zeichen meiner Seele zu lange, falle ich in ein emotionales Loch, oft für mehrere Tage. Dann fühle ich mich abgeschlagen und meine geistigen Fähigkeiten sinken so dramatisch, dass ich meine, ich sei dement. In diesen Phasen ist es mir unmöglich, auch nur einen Gedanken festzuhalten, geschweige, meine Aufgaben zu erledigen.

Gewisse Arbeiten fasse ich nicht mehr an, es graut mir regelrecht vor ihnen, so als hätte ich eine Allergie gegen sie entwickelt. Nehme ich diese Tätigkeiten trotzdem in Angriff, bäumt sich alles in mir dagegen auf.

Innerhalb meiner Depression bin ich jedoch froh, dass es so ist. Denn nur so kann ich erkennen, wo meine Grenzen liegen, was mir gut tut und was nicht.

Und ich bin froh, dass ich keine Tabletten nehme. Als Freiberufler genieße ich den Luxus, meinen

Alltag weitgehend selbst zu gestalten, ich muss also nicht in jeder Lebenslage funktionieren. Würde ich Serotonin-Wiederaufnahmehemmer – sogenannte Stimmungsaufheller – nehmen, würden diese das feine Sensorium betäuben, das mir sagt: „Bis hierher und nicht weiter". Es würde mich dabei behindern, mich selbst kennenzulernen.

Ja, es ist anstrengend, jeden Tag, aber ich bleibe dran. Ich weiß, dass dieser Weg der Richtige für mich ist, denn nur er führt mich dorthin, wo ich hin soll: in ein Leben, wie es mir entspricht und in dem ich das tue, was für mich richtig ist und gut.

Dass die Hürden, die mich davon trennen, momentan noch gewaltig sind, beeindruckt mich kein bisschen. Wenn ich daran denke, wie schwer und wie lange ich bisher für Dinge gelitten habe, die nicht „meine" waren, dann entkommt mir beim Blick auf die Zukunft nur ein mildes Lächeln.

Teil 2

Die Fakten

ROLAND ZINGERLE

Was heißt „Depression"?

Zum besseren Verständnis

DEPRESSION, BURNOUT & CO.

Der Begriff „Depression" wird für verschiedene Konzepte verwendet. Landläufig gilt als depressiv, wer eine Phase der Niedergeschlagenheit durchlebt, sonst aber gesund ist. Mediziner bezeichnen mit „Depression" einerseits eine abgrenzbare psychische Krankheit, andererseits ein Bündel von Symptomen, die keinen anderen Erkrankungen zugeordnet werden können.

Als Krankheit zählt Depression mittlerweile zu den häufigsten Erkrankungen überhaupt. Die Symptome dieser Krankheit äußern sich beim Betroffenen in grundlegender Interessenlosigkeit und andauernder Niedergeschlagenheit. Die Emotionen eines depressiven Menschen schwanken, sein Antrieb ist schwach oder fehlt überhaupt, seine intellektuellen Fähigkeiten sind beeinträchtigt und er leidet an psychosomatischen Störungen.

Unter „psychosomatischen Störungen" versteht man die körperlichen Auswirkungen von negativen psychologischen Vorgängen; etwa wenn Angst zu Übelkeit führt.

Der Ausdruck „Burnout" wird gern als Sammelbegriff für Zustände emotionaler Erschöpfung verwendet, für Gefühle der Überforderung und Unzufriedenheit mit der eigenen Leistung. Burnout ist jedoch eher ein Modewort als ein klassifizierter Begriff, wird aber auch von Medizinern verwendet, obwohl die Symptome nicht eindeutig abgrenzbar sind.

Im englischen Wortsinn steht Burnout für das „Ausgebranntsein" von einer Arbeit, die den Betroffenen zu stark belastet, ihn unglücklich macht – oder beides. Burnout-Patienten erwarten oft mehr von einer Lebenssituation, als diese bieten kann und reagieren deswegen zunächst enttäuscht, dann frustriert, stumpfen schließlich ab und werden irgendwann handlungsunfähig.

Burnout kann als eine Ausprägung beziehungsweise Spielart der Depression angesehen werden.

WIE MAN EINE DEPRESSION ERKENNT

Eine Depression bricht nicht von heute auf morgen aus, sondern entwickelt sich über viele Monate oder Jahre hinweg.

Das macht es so schwierig, sie als Krankheit zu erkennen, sei es an sich selbst oder an einer nahestehenden Person. Denn anfangs hat es meist den Anschein, als sei die Verhaltensänderung eine natürliche Entwicklung.

Verhaltensänderung ist das Stichwort: Wenn Sie eine solche an sich selbst oder an einem nahestehenden Menschen feststellen, vergleichen Sie Ihr oder sein heutiges Verhalten mit dem Zustand vor zum Beispiel einem Jahr. Haben sich in der Zwischenzeit wesentliche Charaktereigenschaften negativ verändert, sollten Sie alarmiert sein.

Einige Beispiele:

➡ Ein freundlicher, offener Mensch wird verschlossen und aggressiv

➡ Eine seit jeher gesellige Person, die sich in Vereinen oder in der Lokalpolitik engagiert hat, verlässt kaum noch das Haus und interessiert sich nicht mehr für das, was früher ihr Leben ausgemacht hat

➡ Ein pflichtbewusster Charakter lässt plötzlich die Zügel schleifen, greift Arbeiten nur noch halbherzig an und betrachtet das Ergebnis gleichgültig

➡ Ein Mensch mit stets ordentlichem Auftreten frisiert sich nicht mehr, achtet nicht mehr auf seine Kleidung und legt auch sonst keinen Wert mehr auf sein Äußeres

Treten solche oder ähnliche Symptome auf – bei Ihnen selbst oder bei der nahestehenden Person –, sollten Sie auf jeden Fall psychologische Beratung in Anspruch nehmen, schaden kann es nicht.

Der erste Weg führt dabei in der Regel zum Hausarzt. Dieser klärt ab, ob die Symptome nicht andere Ursachen haben, etwa eine organische Erkrankung, eine Medikamenten-Unverträglichkeit oder einen Suchtmittel-Missbrauch.

Kann der Hausarzt diese Faktoren ausschließen, leitet er den Betroffenen an einen Spezialisten weiter, also an einen Psychologen, Psychotherapeuten oder Psychiater.

WIE SICH EINE DEPRESSION ANFÜHLT

Abhängig vom Charakter des Betroffenen, den Gründen für seine Erkrankung und dem Stadium des Krankheitsverlaufs, treten manche Symptome stärker und andere schwächer auf. Hinzu kommt, dass der Erkrankte gewisse Erscheinungen nicht erkennt, weil sie seinen Alltag nicht beeinträchtigen.

Ein Beispiel: Ein Profi-Model wird die Appetitlosigkeit, die mit seiner Depression einhergeht, nicht als Einschränkung empfinden – sie erleichtert die Arbeit als Model sogar.

Insofern äußert sich eine Depression bei jedem Menschen individuell, je nachdem, was ihm schwerer oder weniger schwer zu schaffen macht.

So oder so, eine Depression löst ein Bündel von Merkmalen aus, die der Betroffene auch deshalb spät erkennt, weil sie in sehr kleinen Schritten schlimmer werden.

Ist der Schaden aber einmal angerichtet, ist er auch von außen erkennbar – vorausgesetzt, der Beobachter kannte den Depressiven als gesunden Menschen und ist aufmerksam genug, um genau hinzusehen.

Hauptmerkmal der Depression ist die gedrückte, traurige Grundstimmung. Sie kann je nach Tagesverfassung schwanken, aber so weit gehen, dass der Betroffene nichts mehr fühlt und weder sich selbst noch die Reaktionen seines sozialen Umfelds emotional wahrnimmt. Menschen mit einem so weit fortgeschrittenen Krankheitsbild sind mitunter selbstmordgefährdet.

Hand in Hand damit kommt die Freudlosigkeit und führt dazu, dass der Betroffene seine Interessen verliert. Wozu irgendetwas in die Welt setzen, wenn es keine Freude bereitet? Die Interessenlosigkeit wiederum schwächt den inneren Antrieb und dieser Teufelskreis zermürbt nach und nach alle Lebensbereiche.

Depressive im fortgeschrittenen Stadium sind nicht mehr in der Lage, ihren Alltag zu organisieren. Sie werden unfähig, die einfachsten Aufgaben zu verrichten, die gesunden Menschen selbstverständlich erscheinen, etwa im Haushalt und bei der Körperpflege. Depressive Menschen verwahrlosen und fühlen sich hilflos, denn sie sind sich ihrer Unfähigkeit voll bewusst.

Der Alltag wird zur Hölle

Diese generellen Symptome haben Folgewirkungen, welche in ihrer Summe beim Betroffenen zu einem allgemeinen Gefühl der Verwirrung führen und ihm den Alltag zur Hölle machen:

→ Überempfindlichkeit gegenüber Geräuschen

→ Konzentrationsstörungen, verlangsamtes Denken

→ Verminderung der Merkfähigkeit, die auch zur Störung des Zeitempfindens führt

→ Sinnloses Kreisen von Gedanken, Denkansätze drohen andauernd zu entschwinden

→ Sinken des Selbstwertgefühls und Schwinden des Selbstvertrauens

→ Grundlose Schuldgefühle

→ Übertriebene Angst vor der Zukunft und damit einhergehende Hoffnungslosigkeit

→ Übersteigerte Sorge angesichts der körperlichen Störungen

Fast in allen Fällen kommt es zu Schlafstörungen in unterschiedlichen Ausprägungen. Ebenso häufig sind periodische Stimmungstiefs und Panikattacken, also überfallsartige Angstgefühle ohne erkennbaren Auslöser.

Weniger verbreitet, aber nicht minder typisch, sind reduzierter Appetit und angstbedingte Übelkeit. Beides führt im Laufe der Zeit zum Gewichts- und damit zum Substanzverlust, wodurch die Betroffenen anfälliger werden für Krankheiten und Verletzungen.

Ebenso gefährlich für die Gesundheit kann das andere Extrem werden, nämlich das Kummer-Essen, denn dieses zerrüttet bei zu rascher Gewichtszunahme das Herz-Kreislaufsystem.

Der Körper rebelliert

Weitere körperliche Anzeichen bei Depression sind vermindertes oder erlöschendes sexuelles Lustempfinden und eine nicht näher beschreibbare allgemeine Schwäche. Diese äußert sich bei körperlichen Betätigungen, die der Betroffene als übermäßig anstrengend empfindet und zu denen er sich überwinden muss.

Zwingt er sich gegen starke innere Widerstände zu schweren körperlichen Tätigkeiten, reagiert er darauf mit Zornausbrüchen oder mit innerem Rückzug.

Während ihrer depressiven Erkrankung erleben viele Betroffene die Zunahme von Schmerzen in unterschiedlichen Körperregionen, die keiner Ursache zugeordnet werden können. Verbreitet ist ein andauerndes Krampf- oder Druckgefühl in der Brust oder im Solarplexus, also in der Magengrube. Manche Depressive berichten vom Gefühl der zusammengeschnürten Kehle, ausgelöst durch unterschwellige Angst.

Auch die Infektionsanfälligkeit steigt.

Außerdem zieht ein Depressiver sich innerlich und äußerlich zurück, das heißt, er nimmt nicht mehr am sozialen Leben teil und hält sich am liebsten an einem Ort auf, der ihm das Gefühl von Schutz und Ruhe vermittelt. Versuchen wohlmeinende Freunde, den Betroffenen aus seiner selbstgewählten Isolation herauszulocken, zieht er sich noch tiefer in sein Schneckenhaus zurück und reagiert aggressiv, wenn seine Privatsphäre nicht respektiert wird.

DER UMGANG MIT EINEM DEPRESSIVEN

Wer selbst nie eine Depression durchlebt hat, der hat mit einem Depressiven in der Familie, in der Verwandtschaft oder im Freundeskreis einen schweren Stand. Und dieser wird umso schwerer, je näher der Kranke ihm steht.

Die Depression verändert das Verhalten eines Menschen: Ein Partytiger verkriecht sich plötzlich in seine Höhle. Jemand, der seine Standpunkte stets feurig verteidigt hat, diskutiert nicht mehr mit. Ein agiler Sportler fühlt sich zu schwach für alles.

Bei solchen Anzeichen machen sich nahestehende Menschen natürlich Sorgen und setzen in bester Absicht Schritte, um zu helfen. Nicht selten erschweren diese Schritte das Leben des Depressiven zusätzlich.

Hier die wichtigsten Punkte für den richtigen Umgang mit einem depressiven Freund oder Familienmitglied:

1. Professionelle Hilfe sicherstellen

Sofern es nicht schon geschehen ist, müssen Sie zuallererst sicherstellen, dass der Betroffene professionelle Hilfe in Anspruch nimmt. Haben Sie keine Scheu vor psychologischen oder ähnlichen Einrichtungen, nur weil Sie noch nie mit solchen zu tun hatten.

Der ideale Weg zur passenden Betreuung führt über den Hausarzt, denn dieser kann entscheiden, an welche Experten und Institutionen sich der Betroffene am besten wendet.

Achtung: Im Gegensatz zu Psychiatern sind Psychologen und Psychotherapeuten keine Ärzte, haben also nicht zwangsläufig einen Kassenvertrag. Das bedeutet, dass die Behandlungskosten nicht automatisch von der Krankenkasse übernommen werden. Berücksichtigen Sie das bereits beim Gespräch mit dem Hausarzt, wenn Geld knapp ist.

Es gibt kostenlose Angebote, die allerdings zumeist mit Wartezeiten verbunden sind. Wenn alle Stricke reißen, scheuen Sie auch den Gang in die Psychiatrie nicht.

Egal, welche Widerstände sich zeigen:

DER DEPRESSIVE BRAUCHT UNBEDINGT DIE HILFE VON PROFIS!

2. „Belastungen" abnehmen

Depressiv wird jemand, weil er in einem oder mehreren Punkten, auf die er sensibel reagiert, eine Überbelastung erfährt.

Der eine leidet unter familiärem Druck, der andere unter einem dominanten Chef, wieder ein anderer fühlt sich von der Arbeitslast erdrückt. Meist führt das Zusammentreffen mehrerer Belastungsfaktoren zum Ausbruch der Depression.

Sorgen Sie gemeinsam mit dem Betroffenen dafür, dass die Quellen seiner Erkrankung versiegen. Das ist nicht immer zu hundert Prozent möglich, eine Linderung wird aber machbar sein. Hier können radikale Entscheidungen notwendig werden, etwa das Ausziehen aus einem Haushalt, in dem der Betroffene gemeinsam mit den Schwiegereltern lebt – falls es dieser Haushalt ist, der sein Leiden verursacht.

Nach einigen Gesprächen mit einem psychologischen Betreuer werden dem Betroffenen die Gründe für seinen Zustand klar werden, und daraus ergibt sich, welche Schritte gesetzt werden müssen, um die Belastung zu verringern.

3. Zuhören und glauben

Schwer zu ertragen ist für einen Depressiven das Unverständnis, das ihm seine Umwelt entgegenbringt und die damit einhergehende Ungläubigkeit, was seinen Zustand betrifft.

Ein geistig gesunder Mensch, der nie von einer Depression betroffen war, kann einen Depressiven nicht verstehen, mag er es noch so sehr versuchen. Die meisten versuchen es aber gar nicht erst, sondern halten den Kranken für einen Wehleider, Hypochonder oder Simulanten, mit anderen Worten: Sie nehmen ihn nicht ernst.

Kein Wunder, denn von außen erkennt man kein Handikap und auch das Verhalten eines Depressiven kann im Alltag völlig normal wirken. Folglich begegnet man dem Erkrankten mit Zweifeln, wenn er über unsichtbare Beeinträchtigungen klagt, die dem Nichtbetroffenen noch dazu völlig lächerlich erscheinen. Für den Depressiven ist das beschämend; er fühlt sich schäbig, auch wenn er gar keine Schuld daran trägt.

Viele reagieren auf fehlendes Verständnis mit äußerlichem und innerlichem Rückzug, der eine gefährliche Entwicklung in Gang setzen kann: Wer sich unverstanden wähnt, fühlt sich ausgeschlossen und isoliert; in Verbindung mit anderen Symptomen der Depression kann das zu Selbstmordgedanken führen – und noch weiter.

Als Nahestehender helfen Sie einem Betroffenen ungemein, wenn Sie ihm Verständnis entgegenbringen. Sie erzeugen damit eine Atmosphäre der Entspannung und der Zuflucht. Lassen Sie den Kranken erzählen, hören Sie ihm zu und glauben Sie ihm, auch wenn es Ihnen zunächst schwerfällt. An seinem

Verhalten erkennen Sie bald, ob er wirklich leidet – oder in Selbstmitleid badet, denn auch das gibt es.

4. Aktivierung und Erholung

Ein sensibles Thema während einer Depression ist der Wechsel zwischen Anspannung und Entspannung. Denn einerseits müssen Sie dem Erkrankten ausreichende Ruhephasen gönnen, vor allem nach Perioden erhöhter Anspannung, andererseits darf er sich nicht zu sehr gehen lassen, um nicht in Teilnahmslosigkeit zu verfallen.

Deshalb ist ein regelmäßiger Tagesablauf eine wertvolle Stütze. Er stellt sicher, dass der Betroffene auch dann morgens aufsteht, wenn er sich müde fühlt, was ein häufiges Symptom der Depression ist.

Auch wenn er in der Nacht wenig oder schlecht geschlafen hat – auch ein verbreitetes Symptom –, muss er dennoch zu einem fixen Zeitpunkt aufstehen und darf tagsüber den fehlenden Schlaf nicht nachholen. Denn sonst verschieben sich die Schlafenszeiten und es kommt zur Tag-Nacht-Umkehr, die den gesamten Biorhythmus durcheinanderbringt, eine Entwicklung, die der Heilung abträglich ist.

Ein Tag nach einer solchen Nacht mag für den Betroffenen mühsam sein, bringt ihm aber zumindest die Bettschwere für den darauffolgenden Abend.

Zur Aktivierung gehört auch regelmäßige Bewegung. Sie wirkt wahre Wunder und gehört deshalb als Fixpunkt auf jeden Tagesplan.

Was die Dauer und den Grad der Anstrengung betrifft, spürt der Betroffene selbst am besten, was ihm gut tut. Daran sollte er sich orientieren, denn – wie bereits erwähnt – auch körperliche Überanstrengung wirkt sich schlecht auf den Gesamtzustand aus.

Ebenso wichtig wie regelmäßige Aktivierung ist regelmäßige Entspannung. Der Depressive verfügt nicht über dieselbe Leistungsfähigkeit, die er als Gesunder hatte, was er aber gerne vergisst, wenn er sich in einer Phase befindet, in der er sich gut fühlt. Das darauffolgende seelische Tief wird umso schlimmer.

Das bedeutet, der Betroffene muss bei seinen Arbeitsvorhaben entsprechend lange Erholungsphasen fix einplanen. Vergisst er, diese einzuhalten, kann er sich ja einen Wecker stellen. Außerdem sollte er täglich zumindest eine Entspannungsübung durchführen, um die Nervosität und die Ängste zu lindern, die mit der Depression einhergehen.

5. Rücksichtnahme

Wenn sich ein gesunder Mensch zurückzieht und Gesellschaft meidet, sei es aus Liebeskummer, Arbeitsfrust, Rekonvaleszenz oder was auch immer, tut es ihm gut, wenn Freunde kommen und ihn zu netten Abendgesellschaften, Partys und sonstigen geselligen Veranstaltungen schleppen, denn das lenkt ihn von seiner Trübsal ab.

Bei einem Depressiven ist das Gegenteil der Fall. Für ihn kann die eigene Wohnung zu einer Zufluchtsstätte werden, in der er sich sicher fühlt. Er braucht diese Sicherheit. Ihn hier herauszureißen wäre ein Akt der Gewalt. Ihm das Gefühl zu geben, er sei ein Spielverderber, weil er lieber zuhause bleibt, macht ihm ein schlechtes Gewissen für etwas, wofür er nichts kann.

Behalten Sie als Nahestehender im Hinterkopf, dass ein Zuviel an Sinnesreizen für den Erkrankten qualvoll sein kann. Auf Menschenansammlungen, Trubel und Hetzerei kann er panisch reagieren. Zeigen Sie Verständnis, wenn der Betroffene solche Umstände meidet.

Viele Depressive sind zudem sehr lärmempfindlich. Fragen Sie den Betroffenen nach seiner Reizschwelle und berücksichtigen Sie diese bei Hausarbeiten. Ein zu lautes Radio- oder Fernsehgerät, ein heulender Staubsauger oder der Lärm sonstiger Haushalts- und Küchengeräte sind eine Qual für den Depressiven. Geradezu unerträglich wird es für ihn, wenn mehrere dieser Geräuschquellen gleichzeitig in Betrieb genommen werden.

Egal worum es geht, setzen Sie den Betroffenen nicht unter Druck, denn das ist Gift für ihn. Manche Arbeiten, die er als Gesunder problemlos erledigt hat, schafft er aufgrund seiner Krankheit vorübergehend nicht oder nur sehr langsam. Machen Sie ihm deshalb keine Vorwürfe. Kritisieren Sie auch nicht Verhaltensweisen, die Ihnen absonderlich erscheinen, aber in seinem Zustand normal sind.

Halten Sie alles in einem für ihn überschaubaren Maß, überfluten Sie ihn nicht mit Information. Lassen Sie ihn seinen Alltag in seinem eigenen Takt gestalten. Wenn es Arbeiten zu erledigen gibt, besprechen Sie diese und lassen ihn entscheiden, was er erledigen kann und was nicht.

Geben Sie ihm genug Zeit, um die Tätigkeiten zu erledigen, die er übernommen hat. Und erzwingen Sie keine Entscheidungen von ihm, denn diese fallen einem Depressiven besonders schwer.

6. Nicht abhängig machen lassen!

Ein Depressiver, der sich in einem professionell begleiteten Genesungsprozess befindet, weiß intuitiv, was gut für ihn ist. Das bedeutet aber nicht, dass er sich nicht mitunter selbst belügt.

Als Angehöriger machen Sie also nichts verkehrt, wenn Sie hin und wieder vorsichtig hinterfragen, ob sich der Betroffene nicht etwa in seinem Leiden suhlt. Reden Sie mit dem Kranken und hören Sie ihm zu. Es tut ihm gut, zu wissen, dass Sie sich um ihn kümmern. Aber lassen Sie sich nicht von ihm abhängig machen.

Neigt der Betroffene dazu, Ihnen ein Verhalten aufzunötigen, das nicht Ihrem Naturell entspricht, ziehen Sie eine Grenze. Auch Sie sind eine eigenständige Persönlichkeit und die müssen Sie auch bleiben.

Es braucht viel Kraft, mit einem Depressiven zu leben. Wenn Sie zulassen, dass seine Bedürfnisse an

Ihrer Substanz nagen, schlittern Sie möglicherweise selbst in eine ähnliche Lage.

Interview mit Mag. Dr. Herwig Oberlerchner; MAS

Ein Experte im Gespräch

Herr Mag. Dr. Herwig Oberlerchner; MAS ist Vorstand der Abteilung Psychiatrie und Psychotherapie am Klinikum Klagenfurt am Wörthersee. Die Behandlung von depressiven Menschen ist sein tägliches Brot. Ich habe ihn interviewt und danke ihm für den Einblick in sein umfangreiches Fachwissen.

* * *

Frage: *Depressionen haben seelische Ursachen, äußern sich aber auch körperlich. Was läuft da ab?*

Oberlerchner: Jede Phase der Menschheitsgeschichte hat verschiedene Vorstellungen zur Entstehung und zum Ablauf von Depressionen. So gibt es historische Modelle, die noch immer gewisse Relevanz haben, zum Beispiel die Säftelehre des Hippokrates.

Unsere aktuellen Krankheitsmodelle sind dagegen stark neurobiologisch orientiert. Wir befassen uns mit Überträgersubstanzen, Genetik und Epigenetik, es geht um Ungleichgewichte in Transmittersystemen, Rezeptoren und Ähnliches.

Wie kann man sich diese Prozesse im Gehirn vorstellen?

Grundsätzlich gibt es in unserem Gehirn verschiedene Zentren für die Regulation von Stimmung, Antrieb und Affekten wie zum Beispiel Ängsten. Die gleichen Areale sind auch für die Wahrnehmung zuständig. Fühlen wir uns „im Lot", sind auch unsere biologischen Systeme im Lot – etwa das Serotonin-, Dopamin-, Noradrenalinsystem und weitere. All diese Zentren funktionieren und wir fühlen uns wohl und gesund.

Kommt es zu Auslenkungen in diesen Arealen, mit Veränderungen auf neurobiologischer Basis, entstehen psychische Erkrankungen. Und für jede psychische Erkrankung existiert ein neurobiologisch fundiertes Modell, für die Depression, für die Angsterkrankung, für die Schizophrenie und so weiter.

All diesen Modellen liegt zugrunde, dass es bei psychischen Erkrankungen zu einer Fehlfunktion komplexer Systeme kommt. Die Ursachen dafür sind vielfältig und können in unseren biologischen, psychischen und sozialen Rahmenbedingungen liegen.

Lässt sich Depression tatsächlich biochemisch erklären?

Die Biochemie allein reicht für das Verständnis dieser komplexen Abläufe nicht aus. Wir können inzwischen aber tiefer hineinschauen und neuere genetische Erkenntnisse, die sogenannte Epigenetik, mit einbeziehen. Diese neurobiologischen Modelle stehen deshalb stark im Vordergrund, weil wir mit Medikamenten in die Transmitter und andere Systeme eingreifen können.

Wie beginnt eine Depression?

Die Depression taucht nicht aus heiterem Himmel auf, sondern hat viele unspezifische Vorstufen. Die ersten dieser Vorstufen interpretieren wir noch nicht als Krankheit, das kommt erst bei weiterer Verschärfung und Zuspitzung der Symptome.

Zum Beispiel?

Zum Beispiel Schlafstörungen: Jeder kennt sie und im menschlichen Leben tauchen sie immer wieder auf. Aber wenn Schlafstörungen über längere Zeit bestehen und unser Wohlbefinden stark beeinträchtigen, erlangen sie Krankheitswertigkeit. Dasselbe gilt für Nervosität, für erhöhte Kränkbarkeit, für ein labiles Selbstwertgefühl und für eine negativ getönte körperliche Innenschau.

An welchem Punkt erkennt ein Betroffener eindeutig: Ich bin depressiv?

Viele Depressive können Veränderungen in ihrem Seelenleben nicht konkret zu erkennen geben, sondern outen sich über eine negativ getönte körperliche Befindlichkeit. Das heißt, sie haben Schmerzen, Spannungsgefühle oder sonstige Missempfindungen und nehmen aufgrund dieser Symptome Kontakt zu Ärzten auf. Wir nennen das „larvierte Depression". Die Depression versteckt sich quasi hinter der Larve der körperlichen Symptomatik.

Wie reagieren Betroffene, die sich nicht in ärztliche Behandlung begeben, auf solche uneindeutigen Symptome?

Von Männern etwa wissen wir, dass eine vermeintliche Stabilisierung und vermeintliche „Selbstheilung" mit Alkohol eine große Rolle spielt. Alkohol kann in gewissem Ausmaß stimmungsaufhellend wirken, den Schlaf verbessern und das Kreisdenken und den Grübelzwang lindern. Allerdings nur kurzfristig, danach verschärft Alkohol jede depressive Symptomatik.

Woran erkennt man, dass ein Angehöriger, Kollege oder Mitarbeiter sich auf dem Weg in eine Depression befindet?

An eine möglicherweise dahinterliegende Depression sollte man denken bei Symptomen wie Verhaltensänderungen, Änderungen des Persönlichkeitsprofils, Suchtsymptomen und bei hohem Leidensdruck aufgrund körperlicher Beschwerden.

Wie erkenne ich an mir selbst, ob ich gerade in eine Depression hineinschlittere oder ob ich nur eine etwas länger andauernde intensive Alltagsbelastung spüre?

Eine exakte Angabe, wann eine Alltagsbelastung in eine depressive Episode einmündet, lässt sich nicht machen. Allerdings sprechen die gängigen Klassifikationsschemata ICD und DSM von einem „Zeitkriterium" und einem „Symptomkriterium". Das bedeutet: Wenn über eine bestimmte Anzahl von Wochen hinweg eine bestimmte Anzahl von Symptomen auftritt, spricht man von einer Depression. Auf diese Art können wir die Krankheit relativ zuverlässig diagnostizieren.

Wenn für eine Depression so viele, noch dazu individuell unterschiedliche Ursachen in Frage kommen, wie kann sie dann behandelt werden?

Auch wenn derzeit neurobiologische Konzepte im Vordergrund stehen, versuchen wir psychische Erkrankungen auf einer biologischen, einer psychologischen, einer sozialen und einer weltanschaulich-spirituellen Ebene zu verstehen. Wir begegnen dem erkrankten Menschen auf diesen vier Ebenen.

Auf der biologischen Ebene wenden wir zum Beispiel Physiotherapie an, also Massagen und andere körpernahe Therapiemaßnahmen.

Auf der psychologischen Ebene haben wir Psychotherapie-Angebote mit Einzelgesprächen, Gruppensitzungen, Entspannungstechniken und Achtsamkeitstraining.

Auch die soziale Ebene beziehen wir stark mit ein, wir sprechen mit den Angehörigen, schauen uns den

Arbeitsplatz an, die innerfamiliäre Situation und so weiter.

Die weltanschaulich-spirituelle Ebene kommt leider viel zu kurz. Da ist letztlich jeder Therapeut, jeder Profi im Krankenhaus aufgefordert, sich auch dieser Dimension zu widmen, sie kann nicht nur den Seelsorgerinnen und Seelsorgern überlassen werden.

Wann setzen Sie Medikamente ein?

Bei schweren psychischen Erkrankungen ist eine konsequente Begleitung mit Psychopharmaka unabdingbar. Hier gibt es gut verträgliche, außerordentlich wirksame und oft nebenwirkungsfreie oder nebenwirkungsarme Präparate, die den Leidensdruck in sehr kurzer Zeit lindern.

Können Betroffene sich auch selbst heilen oder ist eine professionelle Behandlung unbedingt notwendig?

Wenn der Patient an sich selbst Symptome einer Depression wahrnimmt und sich als depressiv einstuft, sollte ihn sein erster Weg zum Hausarzt führen. Danach sollte er Kontakt aufnehmen mit einer Psychotherapeutin / einem Psychotherapeuten oder mit einer Fachärztin / einem Facharzt für Psychiatrie, um sich helfen zu lassen – eventuell auch durch medikamentöse Begleitung.

Selbsthilfe ist grundsätzlich auch möglich. Erfahrene Patientinnen und Patienten wissen ganz genau, was sie zu welchem Zeitpunkt ihrer Erkrankung brauchen. Sie wissen, wann sie zu Medikamenten greifen, wann sie zurückschalten sollten und dass sie für regelmäßigen Schlaf und eine geordnete Tagesstruktur sorgen müssen. Viele befreien sich durch gezielte sportliche Aktivitäten aus der Depression und wir haben auch Patienten, die wissen, dass sie im Herbst ihr Lichtgerät wieder aktivieren müssen.

Wenn sich Betroffene ihrer Lage nicht bewusst sind: Welche Fehler begehen sie am häufigsten, um die auftretenden Symptome zu kaschieren oder auszugleichen?

Auf drei gefährliche Sackgassen möchte ich in diesem Zusammenhang hinweisen:

Die eine ist Alkohol, aufgrund der erwähnten vermeintlich positiven Effekte.

Die zweite Sackgasse ist die dauerhafte Einnahme von Beruhigungsmitteln aus der Gruppe der Benzodiazepine, die kurzfristig den Patienten erfolgreich unterstützen, aber bei langfristiger Einnahme zu Abhängigkeit führen.

Das dritte Problem ist, dass sich die Patientinnen und Patienten nicht schon im Früh- oder Vorstadium ihrer Erkrankung um Hilfe bemühen, sondern erst zu uns kommen, wenn sie schwer depressiv sind. Denn je länger eine depressive Symptomatik andauert, desto schlechter spricht der Patient auf Medikamente an und desto länger dauert die Heilung.

Das Gebot der Stunde ist also, die Depression möglichst früh zu erkennen. Die Menschen sollten keine Angst vor der Silbe „Psy" haben, also vor Psychologen, Psychotherapeuten und Psychiatern.

Eine Depression belastet nicht nur die Betroffenen, sondern auch die Angehörigen. Wie können Angehörige in einer solchen Situation sich selbst schützen?

Durch Achtsamkeit. Tatsache ist, dass Angehörige von chronisch depressiven Menschen ein höheres Risiko haben, selbst depressiv zu werden, weil die Atmosphäre in den Beziehungen und Familien unter der Erkrankung leidet. Die Achtsamkeit im Umgang mit sich selbst ist also nicht nur wichtig für den Depressiven selbst, sondern auch für die Angehörigen.

Vor allem schwere Depressionen, bei denen Suizidgedanken zum Thema werden, können zu unglaublichem innerfamiliären Stress führen. Die Angehörigen höhlen sich seelisch aus und sind mitunter entkräftet, aber auch wütend. Das wiederum verschärft die ohnehin stark belastete Atmosphäre weiter und ein Teufelskreis kann entstehen.

Wo orten Sie die größten Gefahren für die Angehörigen?

Die Angehörigen befinden sich in einem kräfteraubenden Konflikt: Einerseits lieben sie den depressiven Angehörigen, möchten ihn unterstützen und zu seiner Genesung beitragen.

Andererseits sind sie extrem gestresst, potenziell überfordert und häufig selbst nah am Burnout. Unter diesen Voraussetzungen die richtigen Entscheidungen zu treffen und die richtigen Kompromisse einzugehen, ist schwierig.

Wohin können sich Angehörige wenden, um für ihren eigenen Seelenzustand Hilfe zu bekommen?

Es gibt spezielle Beratungsangebote für Angehörige psychisch Erkrankter, ich denke etwa an den Verein HPE (Hilfe für Angehörige psychisch Erkrankter). Wer mit seiner Situation nur schwer zu Rande kommt, kann sich auch als Angehöriger an Psychologinnen und Psychologen wenden, an Psychotherapeuten oder an Lebens- und Sozialberaterinnen.

Gute Anlaufpunkte sind auch telefonische Beratungsstellen, etwa die Caritas-Hotline oder der psychiatrische Not- und Krisendienst.

Welche Ratschläge geben Sie Angehörigen für den Umgang mit dem Depressiven?

Die Angehörigen beziehen wir beim stationären Aufenthalt regelmäßig mit ein. Wir ermöglichen Paargespräche und Familiengespräche und wir geben Ratschläge und Empfehlungen für das Verhalten gegenüber dem Patienten.

Eine Botschaft vermittle ich in jedem Angehörigengespräch: Was man sich denkt, kann man dem

Patienten gegenüber durchaus laut aussprechen; ich nenne es „lautes Denken". Die Angehörigen sollen dem Erkrankten einfach all ihre Gedanken, Sorgen, Ängste, Nöte, vielleicht auch ihre Wut – natürlich in dosiertem Ausmaß – anbieten. Das erlebt der Betroffene als Zuwendung, wertvolle Auseinandersetzung und Unterstützung.

Das Schweigen dagegen, das Tabuisieren, das Verheimlichen, das Hinter-dem-Rücken-Reden – das sind Kommunikationsmuster, die die Depression eher aufrechterhalten.

Welche Botschaft zum Thema Depression ist Ihnen besonders wichtig?

Ich halte zu diesem Thema regelmäßig Vorträge und Vorlesungen an der Universität und dabei versuche ich immer aufzuräumen mit den Fehlmeinungen und Mythen zur Depression und zur Suizidgefährdung.

Punkt 1: Wir müssen uns bewusst sein, dass die Depression eine der häufigsten psychischen Erkrankungen ist und der Hauptgrund für suizidales Verhalten. Depressionen sind also alles andere als harmlos. Sie beeinträchtigen nicht nur die Lebensqualität des Betroffenen und seines sozialen Umfelds, sondern sind auch volkswirtschaftlich eine riesige Herausforderung. Sinnvoll ist deshalb, alle Kräfte gebündelt einzusetzen, um depressiven Menschen zu helfen.

Punkt 2: Depressionen sind kein einmaliges Ereignis, sondern es ist leider so, dass depressive Erkrankungen sehr häufig rezidivieren, also immer wieder auftreten. Die Depression ist nicht der Ausdruck einer leichten psychischen Störung, sondern entspringt einem hohen Leidensdruck. Oft lassen sich Auslöser feststellen – Kränkungen, Verlusterlebnisse oder Ähnliches –, oft leiden aber auch Menschen an schweren Depressionen, ohne dass sich ein unmittelbarer Auslöser findet oder sich ein Zusammenhang mit der Lebensgeschichte herstellen lässt.

Punkt 3: In Bezug auf die Suizidgefahr ist mir wichtig, dass Angehörige nicht nur die depressiven Symptome konkret ansprechen müssen, sondern auch die Gefahr von Suizidalität. Nicht das Ansprechen löst Suizide aus, sondern das Verschweigen.

Punkt 4: Wir möchten den Angehörigen und Betroffenen unbedingt die Angst nehmen vor Psychiatrien und sonstigen psychotherapeutischen Institutionen. Der höchste Risikofaktor für einen Suizid ist die unbehandelte psychische Erkrankung. Und das höchste Risiko, dass eine Krankheit chronisch wird, ist dann gegeben, wenn sie nicht rechtzeitig erkannt und nicht rechtzeitig behandelt wird.

Punkt 5: Medikamente sind ungefährlich bezüglich der Suizidgefahr, sie können also nicht Selbstmord auslösen. Aber wenn man sie gut und gewissenhaft steuert, können sie den Patienten und Patientinnen bei guter Verträglichkeit helfen, aus der Depression herauszufinden. Die Medikamente, die wir verwenden, sind moderne Antidepressiva, machen nicht abhängig und sind über die Apotheke zu beziehen. Die Nebenwirkungen sind gut abschätzbar. Viele Patienten verlassen unsere Abteilung annähernd nebenwirkungsfrei.

Punkt 6: Ich halte es für wichtig, psychisch Erkrankte zu motivieren, sich einer Psychotherapie zu unterziehen. Depressive Erkrankungen wurzeln oft in unserer Biografie, haben also mit der Erziehung durch die Eltern oder mit bestimmten Situationen in der Kindheit und Jugend zu tun. Sich mit dieser Erkrankung auseinanderzusetzen ist präventiv wichtig, um weitere Depressionen zu verhindern.

Man muss sich darüber klar werden, dass die Depression keine „Strafe" ist und auch keine Krankheit, die vom Himmel fällt. Sie ist eine Einladung, sich mit den eigenen Hintergründen auseinanderzusetzen – eine Chance zur Entwicklung.

Punkt 7: Es ist medizinethisches Gebot der Stunde und liegt in der Verantwortung der in der Gesundheitspolitik tätigen Menschen, für ausreichende Ressourcen in der Behandlung und Betreuung psychisch kranker Menschen Sorge zu tragen!

Zahlen, Daten und Fakten zur Depression

Wo wir stehen und wohin die Reise geht

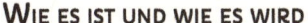

WIE ES IST UND WIE ES WIRD

Depressionen zählen weltweit zu den am weitesten verbreiteten, am meisten unterschätzten und am stärksten tabuisierten psychischen Krankheiten. Laut einer Erhebung der Weltgesundheitsorganisation WHO sind 4,4 Prozent der Weltbevölkerung davon betroffen, das entspricht 333 Millionen Menschen.

Damit sind Depressionen die Hauptursache für Lebensbeeinträchtigungen. Zum Vergleich: Etwa 35 Millionen Menschen weltweit leben mit Krebs.

Innerhalb von zehn Jahren stieg die Zahl der Depressiven um rund 18 Prozent an, eine Tendenz, die nach wie vor ungebrochen ist. Die Gründe für diesen Anstieg sehen Forscher einerseits im Bevölkerungswachstum, andererseits in der längeren Lebenserwartung, denn vor allem ältere Menschen zwischen 55 und 74 Jahren leiden an Depressionen.

Depressionen sind gut heilbar, allerdings ist die Rückfallquote sehr hoch. Zwei Drittel der Betroffenen erkranken ein zweites Mal, 70 Prozent von diesen ein drittes Mal. Wer in seinem Leben drei depressive Episoden überstanden hat, läuft zu 90 Prozent Gefahr, ein viertes Mal zu erkranken.

Ein erheblicher Teil der Betroffenen ist sich seiner Krankheit nicht bewusst. Die WHO schätzt, dass weltweit nicht einmal die Hälfte aller Betroffenen behandelt wird, in manchen Ländern sogar weniger als ein Zehntel.

DIE ANGST VOR DEM STIGMA „GEISTESKRANK"

Das Schattendasein der Erkrankung liegt nicht nur an der Unwissenheit, sondern hat weitaus problematischere Gründe. Denn gesellschaftlich gehört es nicht zum guten Ton, sich als Depressionskranker zu outen. Trotz aller Aufklärung und Offenheit geht mit der Depression nach wie vor das Gefühl einher, der Betroffene sei irgendwie von einem ansteckenden Unheil gezeichnet – oder schlichtweg geisteskrank.

Wie tief diese Überzeugung verankert ist, zeigt das Ergebnis einer Studie von *Instahelp*, *Karriere.at* und *Marketagent.com* zum Anstieg von psychischen Leiden im Berufsleben in Österreich. Demnach sehen die Befragten die Hauptursachen für die wachsende

Zahl der Depressiven in der Tabuisierung und der mangelnden Akzeptanz der Krankheit sowie im fehlenden Beratungsangebot in den Unternehmen.

Und obwohl 80 Prozent annehmen, dass der mentale Zustand von Mitarbeitern die Produktivität stark beeinflusst, denken die wenigsten, dass der Chef oder die Kollegen Verständnis für eine psychische Erkrankung hätten. Jeder zweite befragte Arbeitnehmer sieht Depressionen überhaupt als Tabu-Thema: Nur jeder Dritte würde als Grund für einen Krankenstand psychische Probleme anführen. 42 Prozent würden aus Angst vor Stigmatisierung ein körperliches Leiden vorschieben.

AKZEPTIERTE UND NICHT AKZEPTIERTE KRANKENSTANDSGRÜNDE

Die unten angeführte Tabelle zeigt, welche Gründe für einen Krankenstand die befragten Mitarbeiter beziehungsweise Vorgesetzten in welchem Maße gelten lassen. Die Zahlen sind bestürzend:

Akzeptanz	in der Belegschaft	bei Vorgesetzten
Knochenbrüche:	79 %	83 %
Fieber:	74 %	89 %
Magen-Darm-Probleme:	47 %	64 %
Familiäre Probleme:	13 %	10 %
Schlafstörungen:	10 %	10 %
Niedergeschlagenheit:	7%	6 %

Angst vor dem Stigma der Geisteskrankheit und der Ächtung durch Kollegen und Vorgesetzte ist die Hauptursache, warum viele Arbeitnehmer psychologische Beratungen selbst dann nicht in Anspruch nehmen, wenn der Betrieb diese kostenlos anbietet.

Zwar haben sich 23 Prozent der Befragten laut eigener Angabe bereits einer psychologischen Beratung unterzogen, weitere 23 Prozent jedoch geben an, die Beratung sei ihnen entweder zu teuer gewesen, oder sie hätten sich nicht getraut: Sie wollten nicht riskieren, dass irgendjemand in ihrer Firma von ihren psychischen Problemen erfährt.

EIN SCHADEN FÜR ALLE

Diese Umstände tragen dazu bei, dass sich die Depression zu einer Volkskrankheit entwickelt. Dieses Szenario ist aus mehreren Gründen erschreckend:

Zum einen sind unbehandelte Depressionen der häufigste Grund, warum Menschen sich das Leben nehmen. Jeder zweite Depressive begeht im Lauf seines Lebens zumindest einen Selbstmordversuch. Die WHO schätzt die Zahl der Suizide aufgrund unbehandelter Depressionen weltweit auf etwa 800.000 pro Jahr – das entspricht knapp 2.200 Selbstmorden pro Tag!

Zum anderen richtet die Depression gewaltige volkswirtschaftliche Schäden an. Vor allem den Gesundheitssystemen entstehen hohe Kosten, zumal sich depressive Erkrankungen über lange Zeiträume hinziehen.

Das liegt in erster Linie daran, dass sie häufig nicht richtig diagnostiziert und daher auch nicht passend behandelt werden. Die meisten Depressionen werden zu spät erkannt, dann nämlich, wenn die Symptome überhandnehmen. In diesem Stadium sind viele Betroffene nicht mehr in der Lage, mit ihrem Alltag zurechtzukommen – und das verlängert die Krankenstände.

Darüber hinaus steigt die Zahl der Frühpensionierungen aufgrund psychischer Erkrankungen enorm an.

All dies belastet die Sozialsysteme der einzelnen Staaten. Die Zahlen sprechen eine klare Sprache: Auf das Konto von Depressionen gehen mittlerweile nicht nur 32 Prozent aller Krankenstände, sondern mit 47 Prozent fast die Hälfte aller Frühpensionierungen. Jede dritte Diagnose, die zu einer Pensionierung wegen Berufsunfähigkeit oder Invalidität führt, weist eine psychische Erkrankung aus.

Um zu veranschaulichen, in welchem Ausmaß die Menschheit unter ihren Krankheiten leidet, zählt die WHO die Jahre zusammen, die alle Menschen weltweit mit einer bestimmten Krankheit leben müssen: Den mit 7,5 Prozent aller Krankheitsjahre größten Posten in dieser Statistik nimmt die Depression ein. Das entspricht 50 Millionen Jahren.

Hilfreiche Adressen

An wen sich Betroffene wenden können

Alle Angaben ohne Gewähr! Die hier angeführten Daten erheben keinen Anspruch auf Vollständigkeit. Sie sind zum Zeitpunkt der Drucklegung aktuell, können sich aber jederzeit ändern.

Um auf dem aktuellen Stand zu bleiben, sollten Betroffene oder Angehörige eine eigene Notrufliste anlegen und diese im Halbjahrestakt aktualisieren.

—— NOTRUFNUMMERN / SOFORTHILFE ——

EURO-NOTRUF 112

Tel.: 112

Die offizielle Notrufnummer in allen EU-Staaten für jede Art von Hilfe-Anforderung.

Der Euro-Notruf ist von jedem Telefon aus erreichbar, bei Handys auch ohne Netzvertrag oder Guthaben. Die Anrufe werden innerhalb der EU – außer in Deutschland – mit der Sicherheitsleitstelle verbunden, die dem Anrufer am nächsten liegt.

KÄRNTEN: PSYCHIATRISCHER NOT- UND KRISENDIENST

Kärnten West (Oberkärnten): Tel.: 0664 / 300 90 03
Kärnten Ost (Unterkärnten): Tel.: 0664 / 300 70 07

STEIERMARK: LKH GRAZ STATION PSYCHIATRIE

Tel.: 0316 / 385 123 55

BURGENLAND: SOZIALPSYCHIATRISCHE AMBULANZ

Tel.: 0 26 82 / 601

WIEN: SOZIALPSYCHIATRISCHER NOTDIENST / PSD

Tel.: 01 / 31 330
www.psd-wien.at/einrichtungen/behandlung/soforthilfe

NIEDERÖSTERREICH: KRISENTELEFON

Tel.: 0800 / 202 016

OBERÖSTERREICH: NOTRUF OÖ

Tel.: 0732 / 21 77

SALZBURG: KRISENHOTLINE

Tel.: 0662 / 433 351

TIROL: UNI-KLINIK INNSBRUCK / PSYCHIATRIE

Tag (8–16 Uhr): Tel.: 0512 / 504 236 48
Nacht (16–8 Uhr): Tel.: 0512 / 504 270 54

VORARLBERG: LKH RANKWEIL AMBULANZ

Tel.: 0 55 22 / 403 46 30

PSYCHOLOGISCHE BERATUNG

KRISEN-INTERVENTIONS-ZENTRUM

Eigendarstellung: „Krisenintervention ist eine eigenständige Interventionsform, um Menschen bei psychischen Problemen, die in akuten Phasen psychosozialer Krisen auftreten und mit diesen in ursächlicher Verbindung stehen, zu helfen. Krisenintervention soll Gefahren abwenden und die Betroffenen unterstützen, die Chancen der Krise zur Weiterentwicklung und Reifung zu nutzen. Krisenintervention stellt primär Hilfe zur Selbsthilfe dar."

Tel.: 01 / 406 95 95

Montag bis Freitag 10 bis 17 Uhr

www.kriseninterventionszentrum.at

TELEFONSEELSORGE

Eigendarstellung: „Die TelefonSeelsorge stellt eine besondere Form der Lebens- und Krisenhilfe dar. Sie ist ein Angebot für Menschenst ein Angebot für Menschen, die einen kompetenten, einfühlsamen und verschwiegenen Gesprächspartner suchen."

Tel: 142

Täglich 0-24 Uhr

www.telefonseelsorge.at

CARITASVERBAND

Eigendarstellung: „Ziel der Caritas Hilfe ist es, die Betroffenen so zu unterstützen, dass sie ihr Leben wieder selbst in die Hand nehmen können."

www.caritas.at

KÄRNTEN: BERATUNG UND PSYCHOTHERAPIE

Tel.: 0463 / 500 667

www.caritas-kaernten.at/hilfe-beratung/beratung-psychotherapie

WIEN, NIEDERÖSTERREICH-OST: BERATUNG & THERAPIE

Übersicht Familienzentren in Wien, Wiener Neustadt, Baden und Mistelbach

www.caritas-wien.at/hilfe-angebote/kinder-familie/familienzentren-beratung-und-psychotherapie

ST. PÖLTEN: PSYCHOSOZIALE EINRICHTUNGEN

www.caritas-stpoelten.at/hilfe-angebote/menschen-mit-psychischen-erkrankungen

OBERÖSTERREICH: PSYCHOLOGISCHE BERATUNG

Tel.: 0732 / 7610 2095

www.caritas-linz.at/hilfe-angebote/kinder-und-jugendliche/fachstelle-fuer-kirchliche-kindertageseinrichtungen/psychologische-beratung

HILFSWERK

Eigendarstellung: „Unser Auftrag liegt in der Unterstützung von Menschen, Familien und sozialen Netzwerken bei der Bewältigung der Herausforderungen des Lebens in den Bereichen Gesundheit, Familie und Soziales. Mit unserer Arbeit verfolgen wir das Ziel, die konkrete Lebensqualität von Menschen in verschiedenen Lebensphasen und unterschiedlichen Lebenssituationen gezielt zu stützen und zu fördern."

KÄRNTEN: PSYCHOTHERAPIE: HEILUNG FÜR DIE SEELE

www.hilfswerk.at/kaernten/behindertenhilfe-psychotherapie-und-beratung/psychotherapie

STEIERMARK: PSYCHOSOZIALE BERATUNG

www.hilfswerk.at/steiermark/psychosoziale-dienste/psychosoziale-beratung

NIEDERÖSTERREICH: PSYCHOTHERAPIE

www.hilfswerk.at/niederoesterreich/familie-beratung/erwachsene/psychotherapie-fuer-erwachsene

PRO MENTE AUSTRIA

Gesellschaft für psychische und soziale Gesundheit

Eigendarstellung: „pro mente Austria ist der Dachverband von 26 gemeinnützigen Organisationen, die sich in Österreich um die Bedürfnisse von Menschen mit psychisch-sozialen Erkrankungen kümmern."

Tel.: 0732 / 785397

www.promenteaustria.at

LEBENSBERATUNG.AT

Informationsportal für Lebensberatung.

➡ kostenlose und anonyme Experten-Beratung

➡ Suche nach Lebensberaterinnen und Lebensberatern in Österreich.

www.lebensberatung.at

—— Psychologen und Therapeuten in Österreich ——

PSYCHOLOGEN.AT

Informationsportal für Psychologie.

➡ kostenlose und anonyme Experten-Beratung

➡ Suche nach Psychologinnen und Psychologen in Österreich.

www.psychologen.at

BUNDESVERBAND FÜR PSYCHOTHERAPIE (ÖBVP)

Eigendarstellung: „Der (...) ÖBVP ist die freiwillige, (...) unabhängige Interessenvertretung, die sich mit der psychosozialen und psychotherapeutischen Versorgung in Österreich befasst mit dem Ziel, einen bundesweit einheitlichen Rahmenvertrag zur kassenfinanzierten Psychotherapie, wie er im allgemeinen Sozialversicherungsgesetz (ASVG) für die Psychotherapie vorgesehen ist, zu erwirken."

➡ Eingrenzbare Suche nach Psychotherapeutinnen und Psychotherapeuten in Österreich.

www.psychotherapie.at/patientinnen/psychotherapeutinnen-suche

PSYONLINE.AT

Informationsportal zum Thema Psychotherapie: Ärzte, Patienten, Behandlung.

➡ kostenlose und anonyme Experten-Beratung

➡ Eingrenzbare Suche nach Psychotherapeutinnen und Psychotherapeuten in Österreich, Deutschland und der Schweiz.

www.psyonline.at

DEPRESSION.AT

Eigendarstellung: „Alle Kontakte auf einen Blick: Von der Arztsuche über die Psychotherapie bis hin zu diversen Anlaufstellen und Info-Websites für Betroffene und Angehörige."

www.depression.at/anlaufstellen

SELBSTHILFEGRUPPEN

FONDS GESUNDES ÖSTERREICH

Auflistung von Selbsthilfedachverbänden und -kontaktstellen in den einzelnen Bundesländern.

Eigendarstellung: „Gesundheitsförderung und Prävention sind unsere zentralen Anliegen. Wir fördern Projekte und entwickeln Aktivitäten, damit alle Menschen in Österreich ein Umfeld vorfinden, das ihnen hilft, möglichst lange gesund zu bleiben."

www.fgoe.org/aktivitaeten/selbsthilfe/selbsthilfedachverbande-und-kontaktstellen

SELBSTHILFEGRUPPEN „DEPRESSIONEN UND ÄNGSTE"

Übersichtsseite österreichischer Selbsthilfegruppen.

www.netdoktor.at/selbsthilfegruppen/depressionen-und-aengste-240601

ANONYME ALKOHOLIKER ÖSTERREICH UND SÜDTIROL

Website des Vereins „Anonyme Alkoholiker Österreich und Südtirol".

➡ Kontakt zu Selbsthilfegruppen in ganz Österreich

➡ Links zu Partnern in Deutschland und der Schweiz
➡ Selbsttest: Bin ich alkoholgefährdet?
www.anonyme-alkoholiker.at

SELBSTHILFE.AT

Informationsportal zu Selbsthilfe-Themen.
➡ kostenlose und anonyme Experten-Beratung online
➡ Eingrenzbare Suche nach Selbsthilfegruppen
www.selbsthilfe.at

―――――――――― HILFE FÜR ANGEHÖRIGE ――――――――――

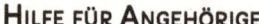

VEREIN HPE – HILFE FÜR ANGEHÖRIGE

Eigendarstellung: „Angst, Sorgen und Hilflosigkeit belasten viele Angehörige psychisch erkrankter Menschen. Zu wissen, wo man Informationen und Hilfe bekommen kann, ist der erste Schritt zur Entlastung. Hier finden Sie erste Anlaufstellen, die Ihnen weiterhelfen können."

Tel.: 01 / 526 42 02

www.hpe.at

AL-ANON FAMILIENGRUPPEN

Eigendarstellung: „Gemeinschaft von Verwandten und Freunden von Alkoholikern, die ihre Erfahrung, Kraft und Hoffnung miteinander teilen, um ihre gemeinsamen Probleme zu lösen. Wir glauben, dass Alkoholismus eine Familienkrankheit ist und dass eine veränderte Einstellung die Genesung fördern kann."

www.al-anon.at

INFORMATIONS-PLATTFORMEN

BESTHELP.AT

Link-Plattform für Hilfe in allen Lebenslagen.
www.besthelp.at

GESUNDHEIT.GV.AT

Informationsportal des Bundesministeriums für Gesundheit und Frauen, umfangreich und aktuell.

Eigendarstellung: „Unabhängige, qualitätsgesicherte und serviceorientierte Informationen."

www.gesundheit.gv.at/service/beratungsstellen/psychische-krankheiten

DEPRESSIONEN.AT

Eigendarstellung: „Dieser unabhängige Ratgeber will allen Österreichern, insbesondere den PatientInnen und deren Angehörigen fundierte Informationen und Hilfestellungen bieten."

www.depressionen.at

BÜNDNIS GEGEN DEPRESSION

Umfangreiche Plattform mit Informationen rund um das Thema Depression.

Eigendarstellung: „Die europaweite Initiative Bündnis gegen Depression verfolgt das Ziel, die gesundheitliche Situation depressiver Menschen in Europa zu verbessern und das Wissen über die Erkrankung in der Bevölkerung zu erweitern."

www.buendnis-depression.at

NETDOKTOR

Umfangreiche Online-Plattform rund um die Themen Gesundheit und Wohlbefinden.

www.netdoktor.at

BERATUNGSSTELLEN.AT

Informationsportal mit Suchmaske für Beratungsstellen zu vielerlei Themen in ganz Österreich.

www.beratungsstellen.at

Quellenverzeichnis

Austria Presse Agentur
www.apa.at

Die Presse, Tageszeitung
www.diepresse.com

Instahelp, Psychologische Beratung online
www.instahelp.me

Netdoktor.at, Online-Gesundheitsportal
www.netdoktor.at

Statistik Austria
www.statistik.at

Wikipedia
www.wikipedia.org

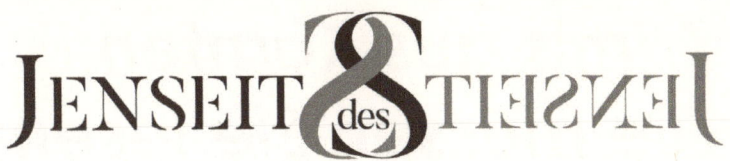

JENSEIT des ⅛ TIESNEJ

Nach seinem Unfalltod erkennt der junge Familienvater Edgar, dass der Himmel anders aussieht, als er ihn sich immer vorgestellt hat. Und je mehr Zeit vergeht, umso dringlicher wird für ihn eine Frage: Wo ist Gott?

Kommen Sie mit auf diese phantastische Reise!

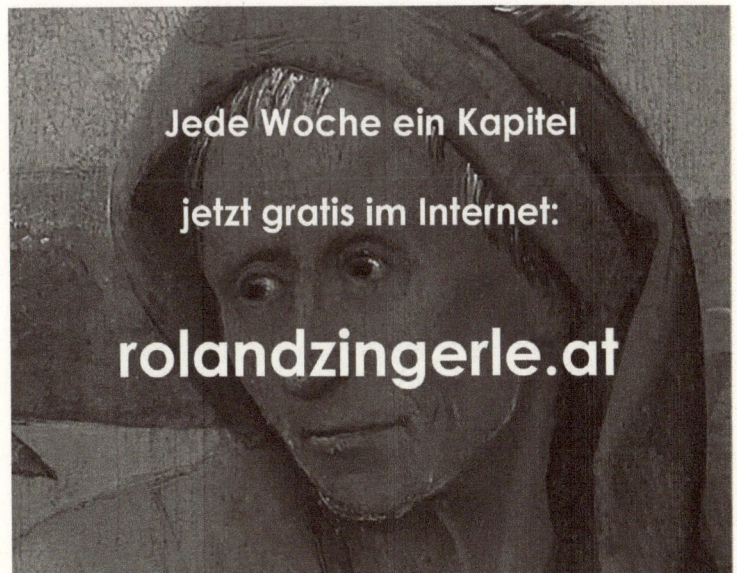

Jede Woche ein Kapitel

jetzt gratis im Internet:

rolandzingerle.at

Krimis aus Kärnten:
Die <u>müssen</u> Sie lesen!

Ein Mord am Wörthersee
Roland Zingerle

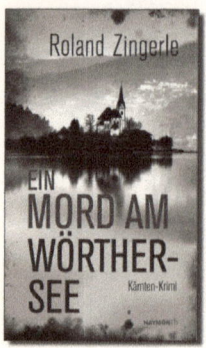

Beim Ironman in Klagenfurt kommt es zwei Mal in Folge zu einem Todesfall. Pikantes Detail: Beide Verunglückte entstammen derselben Familie und haben dieselbe Lebensversicherung abgeschlossenn. Ein Zufall?
Als auch der dritte Spross der Familie an den Start gehen will, beginnt für Detektiv Heinz Sablatnig ein rasanter Wettlauf gegen die Zeit, den er fast mit seinem Leben bezahlt.

Taschenbuch, Haymonverlag 2015
ISBN 978-3-7099-7827-6
€ 12,95

Wörthersee mortale
Roland Zingerle

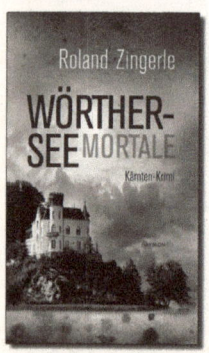

Bei einem brutalen Raubüberfall wird eine Kiste mit sündhaft teuren Zigarren erbeutet. Das Diebesgut bleibt verschollen, der Schuldige wandert ins Gefängnis. Nun wird er entlassen und will sich die Zigarren holen. Detektiv Heinz Sablatnig soll ihm zuvorkommen, doch der unberechenbare Ex-Häftling ist nicht nur Sablatnigs einzige Spur, er ist auch sein größter Rivale in diesem gefährlichen Wettrennen rund um den Wörthersee …

Taschenbuch, Haymonverlag 2016
ISBN 978-3-7099-7858-0
€ 12,95

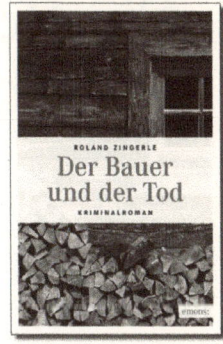
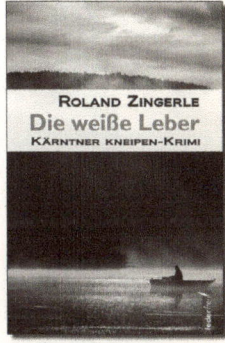
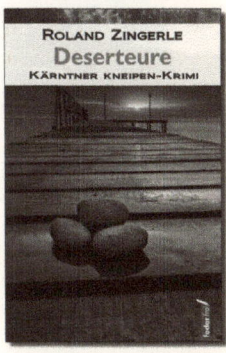

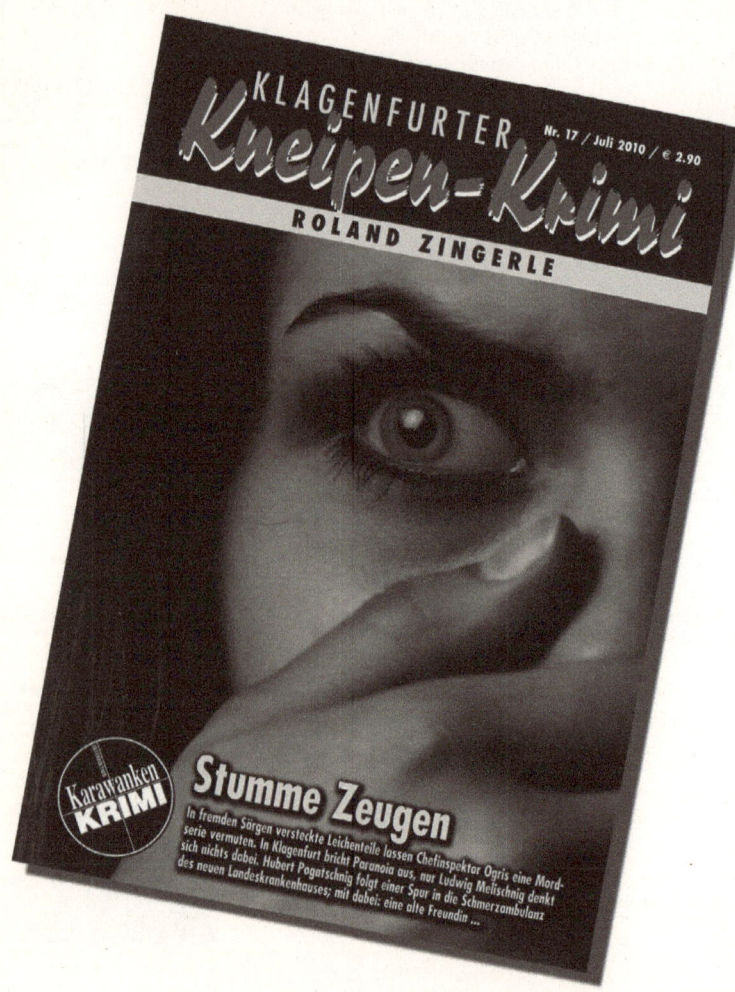